Onboarding in der Pflege

Andrea Fischer

Onboarding in der Pflege

Ankommen – Wohlfühlen – Bleiben

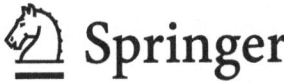

Andrea Fischer
Bad Honnef, Deutschland

ISBN 978-3-662-71549-9   ISBN 978-3-662-71550-5   (eBook)
https://doi.org/10.1007/978-3-662-71550-5

Die Deutsche Nationalbibliothek verzeichnet diese Publikation in der Deutschen Nationalbibliografie; detaillierte bibliografische Daten sind im Internet über https://portal.dnb.de abrufbar.

© Der/die Herausgeber bzw. der/die Autor(en), exklusiv lizenziert an Springer-Verlag GmbH, DE, ein Teil von Springer Nature 2025

Das Werk einschließlich aller seiner Teile ist urheberrechtlich geschützt. Jede Verwertung, die nicht ausdrücklich vom Urheberrechtsgesetz zugelassen ist, bedarf der vorherigen Zustimmung des Verlags. Das gilt insbesondere für Vervielfältigungen, Bearbeitungen, Übersetzungen, Mikroverfilmungen und die Einspeicherung und Verarbeitung in elektronischen Systemen.
Die Wiedergabe von allgemein beschreibenden Bezeichnungen, Marken, Unternehmensnamen etc. in diesem Werk bedeutet nicht, dass diese frei durch jede Person benutzt werden dürfen. Die Berechtigung zur Benutzung unterliegt, auch ohne gesonderten Hinweis hierzu, den Regeln des Markenrechts. Die Rechte des/der jeweiligen Zeicheninhaber*in sind zu beachten.
Der Verlag, die Autor*innen und die Herausgeber*innen gehen davon aus, dass die Angaben und Informationen in diesem Werk zum Zeitpunkt der Veröffentlichung vollständig und korrekt sind. Weder der Verlag noch die Autor*innen oder die Herausgeber*innen übernehmen, ausdrücklich oder implizit, Gewähr für den Inhalt des Werkes, etwaige Fehler oder Äußerungen. Der Verlag bleibt im Hinblick auf geografische Zuordnungen und Gebietsbezeichnungen in veröffentlichten Karten und Institutionsadressen neutral.

Planung/Lektorat: Sarah Busch
Springer ist ein Imprint der eingetragenen Gesellschaft Springer-Verlag GmbH, DE und ist ein Teil von Springer Nature.
Die Anschrift der Gesellschaft ist: Heidelberger Platz 3, 14197 Berlin, Germany

Wenn Sie dieses Produkt entsorgen, geben Sie das Papier bitte zum Recycling.

Vorwort

Herzlich willkommen!

Unsere Lebens- und Arbeitswelt befindet sich in einem tiefgreifenden Wandel. Gesellschaftliche, politische, digitale und gesundheitliche Entwicklungen stellen uns immer wieder vor neue Herausforderungen. Inmitten dieser Veränderungen ist es wesentlich, den Blick auf das Wesentliche zu richten: den Menschen hinter dem Beruf – mit seinen Bedürfnissen, Wünschen und seiner Motivation.

Kaum eine Branche ist so essenziell für unsere Gesellschaft wie die Pflege – sei es im Krankenhaus, in Pflegeeinrichtungen oder in der mobilen Betreuung. Der Pflegebedarf ist allgegenwärtig und wird mit der demografischen Entwicklung weiter steigen. Gleichzeitig erhält dieser Beruf nicht die Wertschätzung, die er verdient. Dabei sind wir alle darauf angewiesen, dass es Menschen gibt, die diesen wichtigen Beruf mit Leidenschaft ausüben.

Trotz des hohen Bedarfs entscheiden sich immer weniger junge Menschen für eine Karriere in der Pflege. Viele Einrichtungen setzen auf finanzielle Anreize und Prämien, um neue Mitarbeitende zu gewinnen. Doch wahre Überzeugung entsteht von innen heraus: durch Berufsstolz, Motivation und eine wertschätzende Arbeitskultur.

Hier setzt dieses Buch an.

Ein erfolgreiches Onboarding ist der Schlüssel, um neue Mitarbeitende nicht nur zu gewinnen, sondern sie langfristig im Team zu halten. Wie gelingt eine professionelle und emotionale Integration? Welchen Beitrag können Leitungskräfte für ein positives Selbstverständnis in der Pflege und Freude an der Arbeit leisten? Welche Strategien und Methoden gibt es, um neue Teammitglieder willkommen zu heißen und zu begleiten?

Dieses Buch liefert praxisnahe Antworten.

Kap. 1 zeigt, warum ein starkes Team für ein gelungenes Onboarding essenziell ist und welche Rolle das Selbstbild und Image des Pflegeberufs spielen.

Kap. 2 widmet sich den modernen Arbeitsstrukturen und zeigt, wie Klarheit, Rollenverteilung und Gestaltungsspielräume eine aktive Veränderung ermöglichen.

Kap. 3 betrachtet die Perspektiven neuer Mitarbeitender: Was bewegt sie, welche Erwartungen bringen sie mit, und wie lassen sich Fachlichkeit und Teamgeist optimal verbinden? Ein besonderer Fokus liegt hier auch auf internationalen Pflegekräften.

Kap. 4 führt Sie durch den gesamten Onboarding-Prozess – von der Vorbereitung bis zur erfolgreichen Integration durch gezieltes Feedback und Paten-Modelle.

Kap. 5 beleuchtet die emotionale Seite des Onboardings. Wie kann durch empathische Kommunikation und das skandinavische Konzept „Hygge" eine starke Bindung geschaffen werden?

Kap. 6 thematisiert die Maßnahmen zur langfristigen Mitarbeitendenbindung – von den häufigsten Kündigungsgründen über gezielte Investitionen bis hin zum professionellen Offboarding.

Dieses Buch richtet sich insbesondere an Führungskräfte – Stations- und Teamleitungen – der Kliniken und Pflegeeinrichtungen, die maßgeblich zur Zufriedenheit und Motivation ihrer Mitarbeitenden beitragen. Es liefert Impulse und Inspiration, um neue Perspektiven zu entdecken und eine wertschätzende Onboarding-Kultur zu schaffen. Denn nur wenn sich Pflegende selbst gut aufgehoben fühlen, können sie ihre Aufgabe mit Freude und Kompetenz dauerhaft erfüllen.

Ich wünsche Ihnen wertvolle Erkenntnisse und viel Freude bei der Gestaltung eines herzlichen und professionellen Onboardings!

Bad Honnef, Deutschland   Andrea Fischer

Inhaltsverzeichnis

1 Das Team und dessen Bedeutung für das Onboarding 1
   1.1 Was macht ein gutes Team aus?. 1
   1.2 Das Selbstbild und das Image des Berufsfeldes Pflege 6
   1.3 Die eigene innere Haltung zum Pflegeberuf 7
   1.4 Den Weg für neue Mitarbeitende ins Team ebnen 13
   Literatur. 17

2 Strukturen im Wandel und Aspekte von New Work 19
   2.1 Klarheit in der Prozessgestaltung. 19
   2.2 Rollenklärung und –findung 24
   2.3 Konkrete Methoden und Vorgehensweisen 29
   2.4 Der eigene Gestaltungsspielraum 32
   Literatur. 36

3 Neue Mitarbeitende und ihre Perspektive 37
   3.1 Arbeitnehmermarkt: wer bewirbt sich bei wem?. 39
   3.2 Motive und Bedürfnisse neuer Mitarbeitenden 45
   3.3 Wer passt menschlich und fachlich ins Team?. 47
   3.4 Herausforderung: Generationen treffen aufeinander 52
   3.5 Pflegepersonal aus dem Ausland onboarden 54
   3.6 Anforderungen an die Führungskraft. 58
   Literatur. 59

4 Prozessuales Onboarding neuer Mitarbeitenden. 61
   4.1 Bedeutung des prozessualen Onboardings. 61
   4.2 Preboarding: Vorbereitung auf den ersten Arbeitstag 64
   4.3 Phase des Kennenlernens. 65
   4.4 Feedbackgespräche für die erfolgreiche Integration 68
   4.5 Das Paten-Modell als Erfolgsgarant?. 75
   Literatur. 77

5	**Emotionales Onboarding neuer Mitarbeitenden**	79
	5.1 Zentrale Elemente der emotionalen Anbindung	79
	5.2 Rolle der Führungskraft im emotionalen Onboarding	81
	5.3 Emotionale Landkarte des Menschen	84
	5.4 Umgang mit emotionalen Herausforderungen in der Pflege	87
	5.5 Emotionale Bindung durch Kommunikation	89
	5.6 Ankommen und Wohlfühlen mit Hygge	93
	Literatur	95
6	**Mitarbeitende langfristig binden**	97
	6.1 Wichtige Maßnahmen zur Bindung von Mitarbeitenden	97
	6.2 Top 5 der Kündigungsgründe	102
	6.3 Investition in die Bindung von Mitarbeitenden statt ins Recruiting	106
	6.4 Bindung internationaler Pflegefachpersonen	108
	6.5 Professionelles Offboarding	112
	Literatur	117

Das Team und dessen Bedeutung für das Onboarding

Zusammenfassung

Der Begriff Onboarding bezeichnet zunächst einmal jemanden an Bord zu nehmen. Egal ob die Einrichtung groß oder klein ist, das Team jung oder alt oder gemischt – wichtig ist, dass sich die neuen Mitarbeitenden gut orientieren können und sich gut ins Team integrieren. Übertragen auf neue Mitarbeitende in der Pflege bedeutet dies die Einarbeitung und Integration von neuen Teammitgliedern in ein Unternehmen. Deshalb ist es entscheidend, das bestehende Team zu betrachten, da dieses die Grundlage für die Integration neuer Mitarbeitender bildet. Wie ist das Team strukturiert, was macht es aus und in welcher Teamentwicklungsphase befindet es sich? Wie sind das Selbstverständnis und die innere Haltung zum eigenen Berufsstand? Diese und weitere Fragen sollten bei jedem Onboarding-Prozess gestellt und eingehend beantwortet werden, wenn sichergestellt werden soll, dass neue Mitarbeitende das Schiff nicht so schnell wieder verlassen. Sich mit diesen Themen auseinanderzusetzen, ist die Voraussetzung dafür, neue Mitarbeitende nach einem erfolgreichen Auswahlprozess gut ins Team zu integrieren und nachhaltig an die Einrichtung zu binden.

1.1 Was macht ein gutes Team aus?

In der heutigen Zeit, in der Teamarbeit in vielen Bereichen, insbesondere in der Pflege, von zentraler Bedeutung ist, wird oft über die Dynamik und die Effizienz eines Teams gesprochen. Doch was macht ein Team wirklich stark? Die Antwort liegt in der individuellen Bereicherung, die jede und jeder Einzelne in das Team einbringt. Ein Team ist nur so gut wie die Summe seiner Teile, und diese Teile sind die Menschen, die mit ihren einzigartigen Potenzialen und Talenten zum gemeinsamen Ziel beitragen.

Jeder Mensch bringt unterschiedliche Fähigkeiten, Erfahrungen und Perspektiven mit. Diese Vielfalt ist eine der größten Stärken eines Teams. Während einige Teammitglieder vielleicht besonders gut im Umgang mit Patientinnen und Patienten sind und eine ausgeprägte Empathie zeigen, haben andere möglicherweise hervorragende organisatorische Fähigkeiten oder technisches Wissen. Es ist wichtig, diese Unterschiede zu erkennen und zu schätzen. Anstatt zu versuchen, die Defizite einzelner Mitglieder auszugleichen, sollte das Ziel darin bestehen, die Stärken jeder einzelnen Person zu nutzen und zu fördern.

Wichtig: Ein Team ist nicht nur eine Ansammlung von Mitarbeitenden, die gemeinsam an einer Sache arbeiten, sondern eine Gruppe von Personen, die sich so aufstellen, dass sie gemeinsam ein Ziel oder einen Zweck verfolgen. Teamarbeit definiert sich also weit über reine Arbeitsteilung hinaus.

Ein effektives Team erkennt, dass jedem Menschen unterschiedliche Dinge leicht oder schwer fallen. Diese Erkenntnis ist entscheidend, um ein unterstützendes und produktives Arbeitsumfeld zu schaffen. Wenn Teammitglieder in Bereichen eingesetzt werden, in denen sie ihre Stärken ausspielen können, sind sie nicht nur motivierter, sondern auch leistungsfähiger. Eine Pflegekraft, die beispielsweise eine besondere Begabung für die Kommunikation hat, sollte in Situationen eingesetzt werden, in denen sie mit Patientinnen und Patienten und deren Angehörigen interagieren kann. Ein anderer Kollege, der sich in administrativen Aufgaben wohlfühlt, könnte sich um die Dokumentation und Organisation kümmern. So wird jedes Teammitglied nicht nur gefordert, sondern auch gefördert.

Berücksichtigung individueller Bedarfe
Die Berücksichtigung der individuellen Bedarfe und Wünsche ist ebenfalls von großer Bedeutung. Ein gutes Team sollte Raum für persönliche Entwicklung und Entfaltung bieten. Wenn Teammitglieder die Möglichkeit haben, ihre Interessen und Ziele zu verfolgen, fühlen sie sich wertgeschätzt und sind eher bereit, sich für das Team und die gemeinsamen Ziele einzusetzen. Dies kann durch regelmäßige Gespräche über persönliche Ziele, Fortbildungsangebote oder die Möglichkeit, neue Aufgaben zu übernehmen, geschehen. Ein Team, das die individuellen Wünsche seiner Mitglieder respektiert und unterstützt, wird nicht nur harmonischer, sondern auch langfristiger zusammenarbeiten.

Je stabiler ein Team ist, umso effektiver und angenehmer ist es, neue Mitarbeitende in so ein Team einzubinden. Bevor also neue Mitarbeitende an Bord genommen werden, wäre es vorab wichtig, dass die Leitungskraft ermittelt, wie das Team aufgestellt ist. Es wird geprüft, wo es möglicherweise Schwierigkeiten geben könnte, Neue zu integrieren.

1.1 Was macht ein gutes Team aus?

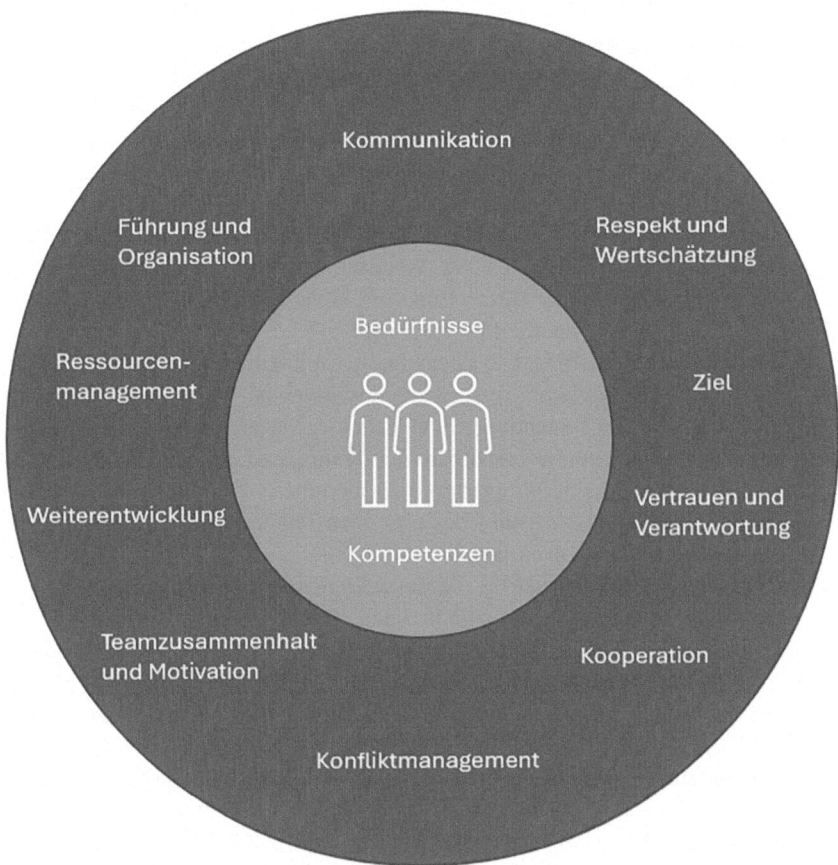

Abb. 1.1 Elemente eines erfolgreichen Teams

Hier (siehe auch Abb. 1.1) die wesentlichen Aspekte für eine gute Teamarbeit, die als Leitungskraft mit dem Team gemeinsam reflektiert werden können:

1. **Kommunikation**
   - **Offene und klare Kommunikation**: Eine kontinuierliche, ehrliche und respektvolle Kommunikation stellt sicher, dass alle Teammitglieder stets gut informiert sind und Missverständnisse vermieden werden.
   - **Aktives Zuhören**: Alle Teammitglieder sollten die Meinungen und Vorschläge der anderen wertschätzen und darauf eingehen können.
   - **Feedback-Kultur**: Konstruktives Feedback trägt zur kontinuierlichen Weiterentwicklung bei und fördert das Vertrauen innerhalb des Teams.

2. **Respekt und Wertschätzung**
   - **Anerkennung der individuellen Stärken**: Jedes Teammitglied bringt besondere Fähigkeiten und Perspektiven ein, die gewürdigt und geschätzt werden sollten.
   - **Gegenseitiger Respekt**: Ein wertschätzender Umgang miteinander trägt zu einer positiven Teamatmosphäre bei und stärkt die Zusammenarbeit.
3. **Ziel**
   - **Gemeinsame Ziele**: Wenn alle Teammitglieder gemeinsame, klare Ziele verfolgen, entsteht eine positive Arbeitsatmosphäre, die das Wohlbefinden der Pflegekräfte unterstützt. Eine effektive, kooperative und lösungsorientierte Zusammenarbeit ist die Folge.
   - **Fokus auf die Qualität**: Die Pflegequalität sollte immer im Mittelpunkt stehen. Eine bestmögliche Versorgung fördert nicht nur die Sicherheit und Zufriedenheit der Patientinnen und Patienten, sondern auch das Vertrauen und die Zusammenarbeit innerhalb des Teams. Zudem sorgt die kontinuierliche Verbesserung der Pflegepraxis für berufliche Erfüllung und stärkt das Verantwortungsbewusstsein jedes einzelnen Teammitglieds.
4. **Vertrauen und Verantwortung**
   - **Vertrauen**: Vertrauen ist die Voraussetzung für jede erfolgreiche Zusammenarbeit. Teammitglieder sollten einen zu ihren Fähigkeiten und Kompetenzen passenden Handlungsspielraum erhalten, in dem sie selbstständig tätig werden können. Im Gegenzug sollten sich Kolleginnen und Kollegen darauf verlassen können, dass alle Beteiligten ihre Aufgaben zuverlässig erfüllen.
   - **Verantwortungsbewusstsein**: Jedes Teammitglied sollte Verantwortung für seinen Aufgabenbereich übernehmen und bei Bedarf bereit sein, proaktiv Hilfe anzufordern oder Unterstützung anzubieten.
5. **Kooperation**
   - **Rollenverständnis**: Um strukturiertes Arbeiten zu gewährleisten und Überschneidungen oder Lücken in der Versorgung zu verhindern, ist es wichtig, dass jedes Teammitglied die eigene Rolle und die damit verbundenen Aufgaben kennt und versteht.
   - **Interdisziplinäre Zusammenarbeit**: In der Pflege ist eine Zusammenarbeit mit anderen Berufsgruppen des Gesundheitsbereichs notwendig. Entscheidend für ein funktionierendes Miteinander ist ein wertschätzender Austausch, der darauf ausgelegt ist, gegenseitiges Verständnis zu fördern und die unterschiedlichen Kompetenzen zum Wohle der Patientinnen und Patienten zu ergänzen. Das erfordert Offenheit, Respekt und die Fähigkeit, gemeinsam Lösungen zu erarbeiten. Nur durch eine abgestimmte Kommunikation und gegenseitige Unterstützung kann eine optimale Versorgung sichergestellt werden.

6. **Konfliktmanagement**
   - **Konfliktprävention**: Eine transparente Kommunikation und eine klare Definition von Zuständigkeiten helfen dabei, Missverständnissen und Spannungen frühzeitig vorzubeugen. Offenheit und proaktive Gespräche stärken das Teamgefühl und reduzieren das Konfliktpotenzial.
   - **Konstruktive Konfliktlösung**: Konflikte gehören zu jeder Teamarbeit dazu und können, wenn sie richtig angegangen werden, zu positiven Veränderungen führen. Entscheidend ist, dass Meinungsverschiedenheiten respektvoll und lösungsorientiert angesprochen werden, um das Vertrauen und die Zusammenarbeit im Team zu fördern.
7. **Teamzusammenhalt und Motivation**
   - **Teambildung**: Regelmäßige Teambesprechungen und gemeinsame Aktivitäten schaffen eine vertrauensvolle Atmosphäre und stärken den Teamgeist. Die Motivation wird gesteigert und der Zusammenhalt gefördert.
   - **Unterstützung in stressigen Zeiten**: In stressigen Situationen und Phasen ist es wichtig, sich der Unterstützung der eignen Teammitglieder sicher zu wissen, an einem Strang zu ziehen und gemeinsam Lösungen zu finden. So kann ein Team als Einheit aus besonders anstrengenden Zeiten gestärkt hervorgehen.
8. **Weiterentwicklung**
   - **Gemeinsames Lernen**: Fort- und Weiterbildungsangebote für das gesamte Team sind die Voraussetzung dafür, dass sich alle Mitglieder in Bezug auf ihren Wissensstand annähern und ihre fachlichen Fähigkeiten sowie sozialen Kompetenzen weiterentwickeln können.
   - **Austausch von Best Practices**: Der kontinuierliche Dialog über erfolgreiche Ansätze, bewährte Methoden und Erfahrungen verbessert die Zusammenarbeit im Team und trägt maßgeblich zur Steigerung der Arbeitsqualität bei.
9. **Ressourcenmanagement**
   - **Effiziente Nutzung von Ressourcen**: Ein entscheidender Grundstein für eine gute Teamarbeit ist eine kluge Ressourcenplanung (z. B. Personal, Zeit, Material). Der effiziente Einsatz beugt Überlastung vor und verbessert nicht nur die Zufriedenheit, sondern auch die Teamleistung maßgeblich.
10. **Führung und Organisation**
    - **Klare Führung**: Eine effektive Führung bietet Orientierung und sorgt für strukturierte Arbeitsabläufe. Führungskräfte im Pflegeteam sollten Entscheidungen treffen, Unterstützung bieten und das Team motivieren.
    - **Flache Hierarchien**: Flache Hierarchien fördern eine offene Kommunikation und fachlichen Austausch im Team. Eine kooperative Zusammenarbeit ermöglicht das gegenseitige Ergänzen von individuellen Kompetenzen für eine optimale Versorgung von Patientinnen und Patienten.

Diese Elemente (Abb. 1.1) sind miteinander verknüpft und tragen gemeinsam dazu bei, dass das Pflegeteam harmonisch und effizient arbeitet. Auf diese Weise wird die bestmögliche Pflegequalität für die Patientinnen und Patienten gewährleistet und eine Atmosphäre geschaffen, in der sich erfahrene sowie neue Mitarbeitende wohl und gut fühlen.

1.2 Das Selbstbild und das Image des Berufsfeldes Pflege

Das Selbstbild in der Pflege spielt eine zentrale Rolle für die professionelle Identität von Pflegekräften und beeinflusst sowohl ihre Arbeitsweise als auch ihre Wahrnehmung der eigenen Bedeutung im Berufsalltag. Es umfasst die Wahrnehmung der eigenen Rolle, der individuellen Fähigkeiten und der Verantwortung im Gesundheitswesen. Gleichzeitig ist der Berufsstolz ein zentraler Bestandteil dieses Selbstbildes. Pflegekräfte, die sich ihres Wertes bewusst sind und ihre Arbeit als essenziell anerkennen, entwickeln eine starke berufliche Identität und Motivation.

Die Entwicklung des Selbstbildes und Berufsstolzes

Das Selbstbild von Pflegekräften formt sich durch verschiedene Faktoren: Ausbildung, berufliche Erfahrungen, gesellschaftliche Erwartungen und die persönliche Reflexion über die eigene Arbeit. Zu Beginn der Berufsausbildung stehen viele Pflegekräfte vor der Herausforderung, ihre Rolle im Gesundheitssystem zu definieren. Die Ausbildung vermittelt theoretisches und praktisches Wissen, doch das Selbstbild formt sich erst mit zunehmender Erfahrung im Arbeitsalltag. Hier wird das Wissen aus der Theorie in die Praxis umgesetzt, was das Selbstverständnis als Fachkraft stärkt oder auch infrage stellt.

Gleichzeitig sind Pflegekräfte mit Herausforderungen wie Zeitdruck, hohem Arbeitsaufwand und emotional belastenden Situationen konfrontiert. Diese Erfahrungen können das Selbstbild in unterschiedlicher Weise beeinflussen. Positive Rückmeldungen und Erfolgserlebnisse können das Selbstvertrauen stärken, während mangelnde Wertschätzung oder Überforderung zu einem negativen Selbstbild führen können. Hier kommt der Berufsstolz ins Spiel: Pflegekräfte, die ihre Arbeit als wertvoll und unabdingbar erkennen, können trotz Herausforderungen Motivation und Engagement bewahren.

Strategien zur Förderung eines positiven Selbstbildes und Berufsstolzes

Um Pflegekräfte in der Entwicklung eines positiven Selbstbildes und Berufsstolzes zu unterstützen, sollten verschiedene Maßnahmen ergriffen werden:

- **Anerkennung und Wertschätzung**: Regelmäßige Würdigung der Leistungen, sei es durch verbale Anerkennung, gerechte Entlohnung oder Aufstiegsmöglichkeiten, stärkt das berufliche Selbstbewusstsein.
- **Psychologische Unterstützung und Reflexion**: Supervisionen oder psychologische Angebote können helfen, berufliche Belastungen zu bewältigen und das eigene Selbstbild zu stabilisieren.

- **Weiterbildung und Karriereentwicklung**: Fachliche und persönliche Weiterbildungen tragen dazu bei, dass Pflegekräfte ihre Expertise vertiefen und ihr berufliches Selbstverständnis weiterentwickeln.
- **Teamarbeit fördern**: Ein unterstützendes Arbeitsumfeld, in dem Pflegekräfte als gleichwertige Mitglieder eines interdisziplinären Teams wahrgenommen werden, steigert den Berufsstolz.

Das Selbstbild und der Berufsstolz in der Pflege sind eng miteinander verknüpft und beeinflussen sowohl das individuelle Wohlbefinden als auch die Qualität der Patientenversorgung. Pflegekräfte benötigen nicht nur gesellschaftliche Anerkennung, sondern auch ernst gemeinte Wertschätzung und strukturelle Unterstützung, um ihren Beruf mit Stolz und Motivation auszuüben. Nur so kann eine starke berufliche Identität aufgebaut und langfristig erhalten werden.

Der Blick nach innen
Damit sich aktuell und in Zukunft Menschen für den Pflegeberuf entscheiden, muss die Pflege selbst für ein positives Image und Selbstverständnis sorgen. Es ist eine Frage der inneren Haltung (siehe auch Abschn. 1.3), sich in der Pflege wichtig zu nehmen und im Sinne von Selbstfürsorge und Selbstpflege auch mal an die erste Stelle zu stellen. Den Umgang, den sich Pflegekräfte von anderen wünschen, dürfen sie gerne zunächst in sich selbst entwickeln. So ist es von entscheidender Bedeutung, die Antennen nicht nur nach außen, sondern auch nach innen zu wenden.

Pflege darf ein Selbstverständnis haben, selbst etwas fordern zu dürfen und ihren Bedürfnissen und Ideen eine Stimme zu verleihen. Pflege darf groß sein, denn jede Pflegekraft ist wichtig für die Gegenwart und die Zukunft.

1.3 Die eigene innere Haltung zum Pflegeberuf

Die eigene innere Haltung (siehe auch Abb. 1.2) zum Beruf selbst, zu den Kolleginnen und Kollegen, Arbeitszeiten, Tätigkeiten und zu den zahlreichen weiteren Aspekten des Berufsumfeldes ist ganz entscheidend für das eigene Erleben des Arbeitsalltags. In diesem Kapitel geht es zunächst um die unterschiedlichen Motive, den Pflegeberuf zu wählen, bevor es dann darum geht, auf welche Weise jeder Mensch Einfluss auf seine eigene Haltung nehmen kann und was wir damit bei uns selbst und anderen bewirken können.

Von der Problem- zur Lösungsorientierung im Pflegealltag
In der Pflege ist der fokussierte Blick auf alles, was nicht gut oder negativ wahrgenommen wird, weit verbreitet. Das Positive wird tendenziell wenig wahrgenommen oder zumindest nicht formuliert. Diese Problem- bzw. Defizitorientierung führt auf Dauer zu Frust und negativ empfundenen Stress. Auch Stress ist etwas Subjektives, was auf der eigenen Wahrnehmung und emotionalen Einfärbung basiert. Vielleicht braucht es hier eine Kulturveränderung im Mindset. Und zwar raus aus der Opfer-

Abb. 1.2 Das Modell zur inneren Haltung angelehnt an Hinsch und Pfingsten

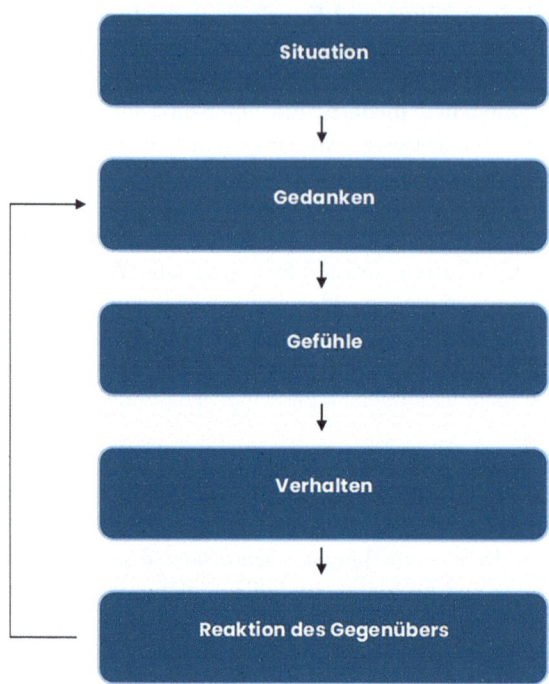

rolle hin zu Eigenverantwortung und Gestaltung. Wer sich selbst als handelndes Subjekt wahrnimmt, fühlt sich souveräner und strahlt dies nach innen und außen aus.

Manchmal ist es für Pflegekräfte schwer, sich genau vorzustellen, was sie sich wirklich wünschen oder benötigen. Wenn man dann die Wunderfrage stellt: ‚Wie würde es aussehen, wenn alles ideal wäre?', fällt es vielen schwer, eine klare Antwort zu geben. Oft liegt das daran, dass sie sich selbst nicht in der Position sehen, aktiv Veränderungen für sich herbeizuführen. Sie erlauben sich nicht einmal die Vorstellung, wie die ideale Situation aussehen könnte. Denn das würde bedeuten, dass sie sich in diesem Idealzustand erlauben müssten zu sagen: „Ich habe einen großartigen Job, arbeite in einem hervorragenden Unternehmen mit sympathischen Kolleginnen und Kollegen und werde von einer inspirierenden Führungskraft unterstützt." Dieses Szenario bleibt für viele Pflegekräfte angesichts ihrer zugrunde liegenden Einstellung nicht greifbar und in vielen Fällen sogar unvorstellbar.

Das Modell der inneren Haltung/Einstellung
Das Modell der inneren Haltung (Abb. 1.2 nach Hinsch und Pfingsten) verdeutlicht, wie eng unsere Gedanken, Gefühle und unser Verhalten miteinander verknüpft sind. Dabei spielt die Unterscheidung zwischen der Wahrnehmung einer Situation und unserer Bewertung dieser eine zentrale Rolle. Mit Hilfe des folgenden Modells können Sie die Auswirkungen der verschiedenen Faktoren auf Ihre innere Haltung zu

1.3 Die eigene innere Haltung zum Pflegeberuf

einer bestimmten Situation besser kennenlernen und nachvollziehen. Das ermöglicht Ihnen, gezielt dort anzusetzen, wo Sie Handlungsbedarf erkennen.

Im Folgenden wird anhand eines Beispiels aus dem Pflegealltag das Modell der inneren Haltung verdeutlicht:

Situation All unsere Erfahrungen und Handlungen beginnen mit einer konkreten Situation. So auch das Modell der inneren Haltung. Ein Ereignis, das individuell wahrgenommen wird. Im Pflegealltag gibt es viele Momente, die fordernd sind und unterschiedlich wahrgenommen werden können.

Ein Beispiel: Inge, eine engagierte und erfahrene Leitungskraft in der Pflege, erfährt kurz vor Schichtbeginn, dass ein Teammitglied aufgrund einer plötzlichen Erkrankung ausfällt. Es ist nicht der erste krankheitsbedingte Ausfall diese Woche, und ihr Team muss ohnehin bereits mehr Patientinnen und Patienten als üblich betreuen. Die Schicht wird dadurch noch anspruchsvoller und Inge muss improvisieren, um den Dienstplan anzupassen.

Gedanken Die Wahrnehmung der Situation führt automatisch zu Gedanken. Dabei handelt es sich um Bewertungen, Meinungen und Interpretationen, die stark von bisherigen Erfahrungen und Prägungen beeinflusst sind.

Inge denkt: „Das ist viel zu viel. Wie soll ich das schaffen und schon wieder kommunizieren? Mein Team ist ohnehin schon am Limit und ich sehe, wie alle darunter leiden – auch unsere Patientinnen und Patienten. Es ändert sich nichts an der belastenden Gesamtsituation."

Gefühle Auf die Gedanken folgen unweigerlich Gefühle. Diese entstehen als emotionale Reaktion und sind eng mit den Bewertungen der Situation verknüpft.

Inge fühlt sich überfordert, besorgt und gestresst. Sie möchte ihr Team schützen, hat aber das Gefühl, machtlos zu sein. Manchmal ist sie frustriert über die Umstände und sogar ein wenig wütend – auf die Gesamtsituation, auf Entscheidungsprozesse und manchmal auch auf das Teammitglied, das erkrankt ist.

Verhalten Die Gefühle beeinflussen das Verhalten. Die innere Haltung spiegelt sich im Umgang mit der Situation wider.

Trotz ihrer Professionalität fällt es Inge schwer, ihre Anspannung zu verbergen. Sie wirkt gestresst, ihre Gesichtszüge sind verhärtet und sie kommuniziert heute kürzer und weniger geduldig. Zwischen den Aufgaben muss sie öfter tief durchatmen, um sich zu sammeln, merkt aber, dass ihr Fokus und ihre Aufmerksamkeit leiden.

Reaktion des Gegenübers Das Verhalten hat Einfluss auf das Umfeld – auf Kolleginnen und Kollegen ebenso wie auf Patientinnen und Patienten. Diese reagieren wiederum auf die Situation und verstärken damit den Kreislauf der inneren Haltung.

Inges Team spürt die Frustration und Unsicherheit. Das macht es auch ihnen schwer, positiv zu bleiben. Einige Kolleginnen und Kollegen fühlen sich missverstanden oder angegriffen, weil Inge weniger aufmerksam und kürzer angebunden ist. Andere ziehen sich zurück oder tauschen im Kollegium ihren Unmut aus. Selbst Patientinnen und Patienten spüren die Anspannung, was sich auf die Atmosphäre auswirkt.

Die Chance, den Kreislauf positiv zu beeinflussen
Die innere Haltung wird von unseren Gedanken geprägt. Was wir über eine Situation denken, beeinflusst unsere Gefühle und damit unser Verhalten. Die gute Nachricht: Wir können bewusst Einfluss auf unsere Gedanken nehmen – und dadurch den gesamten Kreislauf positiv beeinflussen.

Positiver Ansatz
Was wäre, wenn Inge ihre Gedanken in dieser Situation aktiv neu ausrichtet? Sie könnte sich sagen: „Ja, das ist herausfordernd, aber wir haben schon viele schwierige Tage gemeistert. Schritt für Schritt werden wir diese Schicht gemeinsam schaffen. Vielleicht finde ich noch kurzfristig Unterstützung, und ich kann darauf vertrauen, dass mein Team zusammenhält. Es wird auch wieder ruhigere Tage geben."
Auswirkung auf die Gefühle
Mit diesen positiven Gedanken könnte Inge mehr Zuversicht und Ruhe empfinden. Statt Frustration und Überforderung fördert sie Entschlossenheit und Vertrauen – sowohl in sich selbst als auch in ihrem Team.
Auswirkung auf das Verhalten
Mit einer gelasseneren Haltung tritt Inge dem Team motivierend und unterstützend gegenüber. Sie kommuniziert klar und lösungsorientiert, hört aktiv zu und zeigt Verständnis für die schwierige Situation. Ein Lächeln zwischendurch zeigt: „Wir schaffen das gemeinsam."
Auswirkung auf die Reaktion des Umfelds
Das Team spürt Inges Ruhe und nimmt diese Haltung auf. Kolleginnen und Kollegen arbeiten enger zusammen, suchen gemeinsam nach Lösungen und unterstützen sich gegenseitig. Die Patientinnen und Patienten spüren die positive Stimmung, was sich auf die gesamte Atmosphäre auswirkt.

Bei dem Modell der inneren Haltung sind folgende Aspekte von besonderer Relevanz:

- **Selbstwahrnehmung und Verhalten**: Das, was wir über uns selbst denken, hat unmittelbare Auswirkungen auf unser Verhalten und beeinflusst auch, wie wir andere wahrnehmen. Unsere innere Haltung bestimmt zudem, wie gestresst oder

entspannt wir durch den Alltag gehen und wie resilient wir gegenüber Stressfaktoren sind. Sind wir entspannt, fällt es uns leichter, auf Konflikte einzugehen, ohne sofort zu bewerten oder den Konflikt unnötig zu verstärken.
- **Verknüpfung von Informationen mit Gefühlen und Bildern**: Wir verbinden häufig Informationen mit bestimmten Gefühlen oder mentalen Bildern. Diese Assoziationen beeinflussen, wie wir auf die Information reagieren, oft stärker als die sachliche Bedeutung der Information selbst.
- **Reaktionsmuster und Kommunikation**: Unsere Reaktionen auf Informationen sind daher nicht nur rational, sondern auch emotional geprägt. Dies beeinflusst, wie wir selbst und unser Gegenüber auf Informationen reagieren.
- **Erfolgreiche Kommunikation auf Augenhöhe**: Um einen offenen und effektiven Austausch zu fördern, ist es entscheidend, die Assoziationen zu erkennen, die unser Gesprächspartner mit den gelieferten Informationen verbindet. Welche Gefühle oder Bilder weckt das Gesagte? Wie äußert sich das auch nonverbal? Dies zu verstehen, ermöglicht eine respektvolle und zielführende Kommunikation.

Die Bedeutung der inneren Haltung in der Pflege
Die Pflege ist ein Berufsfeld, das weit über die bloße Ausführung von Tätigkeiten hinausgeht. Pflegekräfte begleiten Menschen in oftmals verletzlichen Lebenssituationen – ob im Krankenhaus, im Pflegeheim oder im häuslichen Umfeld. Dabei spielt die innere Haltung der Pflegepersonen eine entscheidende Rolle, die oft den Unterschied zwischen bloßer Versorgung und echter menschlicher Zuwendung ausmacht.

Die innere Haltung hat nicht nur Einfluss auf das persönliche Erleben, sondern wirkt sich auch auf die Reaktionen des Umfelds aus. Wenn Gedanken bewusst in eine positive Richtung gelenkt werden, können sowohl die eigenen Gefühle als auch das Verhalten verändert werden, was wiederum dazu beiträgt, schwierige Situationen konstruktiver zu bewältigen.

Gerade im Pflegealltag, der häufig von Stress und Herausforderungen geprägt ist, ist es hilfreich, sich dieser Dynamik bewusst zu werden. Dabei geht es nicht darum, Situationen zu beschönigen, sondern vielmehr darum, sie so zu gestalten, dass sie bestmöglich gemeistert werden können – zum Wohle aller Beteiligten, einschließlich des Teams und der Patientinnen und Patienten.

Was versteht man unter „innerer Haltung"?
Die innere Haltung umfasst die grundlegende Einstellung und Werteorientierung, mit der eine Person einer anderen begegnet. In der Pflege bedeutet dies insbesondere:

- **Respekt**: Die Fähigkeit, die Würde und Autonomie eines jeden Menschen anzuerkennen, unabhängig von dessen körperlichem oder geistigem Zustand.
- **Empathie**: Die Bereitschaft, sich in die Gefühls- und Lebenswelt anderer einzufühlen, ohne sich selbst darin zu verlieren.

- **Achtsamkeit**: Eine bewusste, aufmerksame Wahrnehmung des Moments, die es ermöglicht, die Bedürfnisse der Patientinnen und Patienten zu erkennen.
- **Selbstreflexion**: Das regelmäßige Überdenken des eigenen Handelns, um Vorurteile, Stress oder unbewusste Haltungen zu erkennen und zu bearbeiten.

Warum ist die innere Haltung in der Pflege so wichtig?
Die innere Haltung beeinflusst jede Interaktion zwischen Pflegekraft und Patientin oder Patient, bzw. Bewohnerin oder Bewohner. Hier sind einige Gründe, warum sie eine zentrale Bedeutung hat:

1. **Förderung des Wohlbefindens**
Eine einfühlsame und respektvolle Haltung schafft Vertrauen und Sicherheit. Patientinnen und Patienten fühlen sich gehört und wertgeschätzt, was sich positiv auf ihr Wohlbefinden wirkt – sowohl psychisch als auch physisch.
2. **Bewältigung von Herausforderungen**
Pflegekräfte stehen oft unter Zeitdruck, erleben belastende Situationen oder arbeiten mit Patientinnen und Patienten, die herausfordernd sein können. Eine reflektierte innere Haltung hilft, stressigen oder schwierigen Momenten mit Gelassenheit zu begegnen.
3. **Beziehungsgestaltung**
Eine authentische Haltung ermöglicht eine echte Beziehung zwischen Pflegekraft und Patientin oder Patient. Solche Beziehungen fördern nicht nur die Heilung und Genesung, sondern auch das Gefühl von Gemeinschaft und Menschlichkeit.
4. **Ethik in der Pflege**
Pflegekräfte müssen häufig ethische Entscheidungen treffen. Eine klare Wertebasis und die Reflexion der eigenen Haltung helfen dabei, in schwierigen Situationen moralisch angemessen zu handeln.

Praktische Ansätze zur Förderung einer positiven inneren Haltung
Die innere Haltung ist kein starres Konzept, sondern kann durch gezielte Maßnahmen entwickelt und gestärkt werden. Einige dieser Ansätze sind:

- **Fortbildung und Schulung**: Seminare zu Kommunikation, Achtsamkeit oder ethischen Fragestellungen können die eigene Perspektive erweitern.
- **Supervision und Austausch**: Regelmäßige Gespräche mit Kolleginnen und Kollegen oder professionelle Supervision helfen, Erlebtes zu reflektieren und ein gesundes Verhältnis zur Arbeit zu bewahren.
- **Selbstpflege**: Eine gesunde innere Haltung erfordert, dass Pflegekräfte auch gut für sich selbst sorgen. Ausreichende Erholung, ein stabiles soziales Umfeld und das Setzen persönlicher Grenzen sind essenziell.
- **Achtsamkeitsübungen**: Meditation, Atemübungen oder das bewusste Wahrnehmen von Gefühlen und Gedanken können helfen, im stressigen Alltag präsent zu bleiben.

Die innere Haltung ist der Kern eines professionellen Pflegeverständnisses. Sie verbindet fachliche Kompetenz mit menschlicher Wärme und sorgt dafür, dass Patientinnen und Patienten nicht nur medizinisch versorgt, sondern als Individuen respektiert werden. Eine bewusste Pflege der eigenen Haltung ist daher nicht nur ein Beitrag zu einer besseren Versorgung von Patientinnen und Patienten, sondern auch zur Zufriedenheit und Resilienz der Pflegekräfte selbst. Wichtig ist hier nochmal zu erwähnen, dass eine positive innere Haltung sich nicht nur auf die Atmosphäre zwischen Menschen positiv auswirkt, sondern auch innerhalb des Menschen, der mit einer positiven inneren Haltung auf die Gegebenheiten schaut.

Ein paar praktische Impulse
Würde jede Pflegekraft täglich mit der inneren Haltung „**Wir schenken jeden Tag Würde, Aufmerksamkeit, Wertschätzung und Liebe**" in den Dienst starten, wäre das für alle Beteiligten ein großer Gewinn.

Auch Dienstbesprechungen dürfen starten oder enden mit den Fragen: Was ist heute besonders gut gelaufen? Was ist gerade schön? Woran habe ich mich heute erfreut?

Viele erfahrene Pflegekräfte, die langjährig im Dienst sind, schauen häufig nur noch auf die negativen, anstrengenden, nervigen Aspekte des Berufs, nicht aber auf das Positive, weswegen sie sich vor Jahren für genau diesen Beruf entschieden haben. Gerade wenn es um neue und junge Mitarbeitende geht, ist es wichtig, dass besonders die Erfahrenen, mit einem guten positiven Beispiel vorangehen. Kommt ein neuer Mitarbeitender auf Station und hört in den ersten Tagen und Wochen, was alles schlecht und negativ läuft, so übernimmt diese Person die Haltung, ohne sich zunächst selbst ein Bild gemacht zu haben. Wird der oder die Neue mit einer positiven fröhlichen wertschätzenden Denk- und Kommunikationsweise empfangen, so wird auch sie bzw. er von dieser Stimmung angesteckt werden.

Alle sind eingeladen achtsam umzudenken. Kein aufgesetztes Dauergrinsen, sondern eine stabile positive lösungsorientierte Sichtweise auf die Dinge, zum Wohle für sich selbst als auch die anderen.

1.4 Den Weg für neue Mitarbeitende ins Team ebnen

Die erfolgreiche Integration neuer Mitarbeitenden in ein bestehendes Team ist entscheidend für die langfristige Effektivität und das Wohlbefinden aller Teammitglieder; und nicht zuletzt dafür, dass neue Mitarbeitende auch langfristig im Team mitarbeiten. Eine strukturierte Herangehensweise an diesen Prozess kann dazu beitragen, sowohl die Produktivität als auch das Arbeitsklima zu verbessern. Ein hilfreiches Modell, um den Integrationsprozess zu verstehen und zu gestalten, ist das Modell der Teamuhr (Abb. 1.3), das von Bruce Tuckman entwickelt wurde. Es beschreibt die Phasen, die Teams durchlaufen, um zu einer erfolgreichen Zusammenarbeit zu finden. Im Folgenden wird das Modell der Teamuhr vorgestellt und erläutert, wie man dieses Wissen nutzen kann, um neue Mitarbeiter effektiv in ein Team zu integrieren.

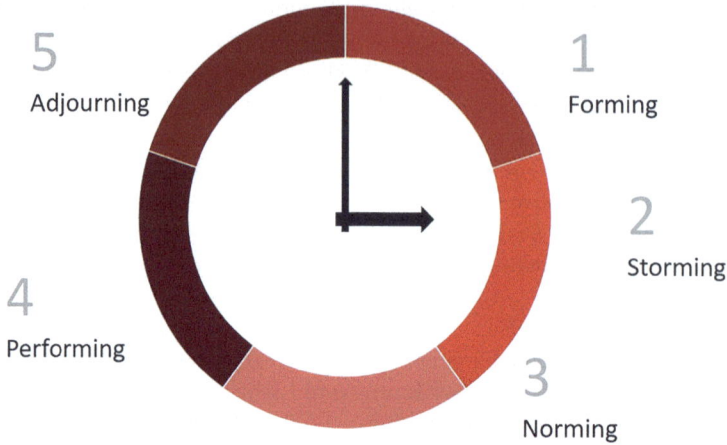

Abb. 1.3 Die Teamuhr angelehnt an Bruce Tuckman

Das Modell der Teamuhr unterteilt den Prozess der Teamentwicklung in fünf Phasen, die jedes Team durchläuft, um eine stabile und effektive Zusammenarbeit zu erreichen. Diese Phasen sind:

1. **Forming (Formierung)**: In dieser ersten Phase lernen sich die Teammitglieder kennen und versuchen, ihre Rolle innerhalb des Teams zu verstehen. Es herrscht oft Unsicherheit darüber, was von jedem erwartet wird, und das Team ist noch nicht vollständig aufeinander abgestimmt.
2. **Storming (Sturmphase)**: In der Sturmphase treten Konflikte und Unstimmigkeiten auf, während die Teammitglieder beginnen, ihre eigenen Ideen und Arbeitsweisen durchzusetzen. Diese Phase ist von Spannungen und Reibungen geprägt, da das Team versucht, eine gemeinsame Arbeitsweise zu entwickeln.
3. **Norming (Normierung)**: Nach der Konfliktphase folgt die Normierung, in der sich das Team auf gemeinsame Werte, Arbeitsprozesse und Regeln einigt. Es entstehen klare Erwartungen an die Zusammenarbeit, und das Team arbeitet zunehmend harmonisch zusammen.
4. **Performing (Leistungsphase)**: In dieser Phase hat das Team seine internen Prozesse optimiert und arbeitet sehr effektiv zusammen. Die Mitglieder kennen ihre Aufgaben und Stärken und können sie eigenständig sowie im Team erfolgreich umsetzen.
5. **Adjourning (Abschiedsphase)**: Diese Phase tritt auf, wenn ein Teamprojekt abgeschlossen ist oder das Team aus anderen Gründen auseinandergeht. Es werden gemeinsame Erfolge reflektiert und das Team löst sich auf.

Integration neuer Mitarbeitenden in das bestehende Team
Ein neues Teammitglied in ein bestehendes Pflege-Team zu integrieren, erfordert Aufmerksamkeit und gezielte Maßnahmen, um sicherzustellen, dass der Integrationsprozess erfolgreich verläuft. Die Phasen der Teamuhr können dabei helfen, den

richtigen Zeitpunkt und die richtigen Maßnahmen für die Integration zu bestimmen, damit sich die neue Mitarbeiterin oder der neue Mitarbeiter gut aufgenommen und schnell integriert fühlen.

1. Forming-Phase: Willkommen im Team
In der Forming-Phase ist es wichtig, dass das neue Teammitglied herzlich aufgenommen wird und die Möglichkeit hat, die anderen Teammitglieder kennenzulernen. Dies ist eine Zeit des Kennenlernens, in der die neue Mitarbeiterin oder der neue Mitarbeiter noch keine klaren Vorstellungen von den internen Arbeitsprozessen und der Dynamik im Team hat. In dieser Phase sollte der Fokus auf einer offenen freundlichen Kommunikation liegen, um Unsicherheiten zu beseitigen.

2. Storming-Phase: Konflikte ansprechen und lösen
Die Storming-Phase ist für neue Teammitglieder oft herausfordernd, da sie mit etablierten Arbeitsweisen und Gruppenstrukturen konfrontiert werden. Hier können Konflikte und Missverständnisse auftreten, wenn sich das neue Teammitglied in die bestehende Gruppe einfügt. Es ist entscheidend, dass diese Konflikte konstruktiv angesprochen und gelöst werden, um die spätere Zusammenarbeit zu fördern.

3. Norming-Phase: Eingewöhnung und Etablierung von Prozessen
In der Norming-Phase sind die Teammitglieder zunehmend mit den Arbeitsprozessen und der Teamdynamik vertraut. Für das neue Teammitglied ist dies eine Zeit der Eingewöhnung, in der er oder sie eine aktive Rolle im Team übernimmt. Die Etablierung gemeinsamer Normen und Werte sorgt dafür, dass das Team als Ganzes effektiv zusammenarbeiten kann.

4. Performing-Phase: Effektive Zusammenarbeit
In der Leistungsphase arbeitet das Team effektiv und zielgerichtet zusammen. Das neue Mitglied hat sich vollständig integriert und trägt aktiv zum Erfolg des Teams bei. In dieser Phase ist es wichtig, die neue Mitarbeiterin oder den neuen Mitarbeiter weiter zu fördern und sicherzustellen, dass sie oder er weiterhin die Möglichkeit hat, zu wachsen und sich zu entwickeln.

5. Adjourning-Phase: Abschied und Reflexion
Die Adjourning-Phase beschreibt das Auflösen oder Verändern eines Teams, sei es durch den Weggang von Teammitgliedern oder strukturelle Änderungen. Falls ein Teammitglied das Team verlässt, ist es wichtig, diesen Übergang bewusst zu gestalten. Eine wertschätzende Verabschiedung und Reflexion über die Zusammenarbeit helfen, das Erreichte anzuerkennen und verbleibenden Teammitgliedern einen guten Übergang in die nächste Phase zu ermöglichen. Auch für neue Mitarbeitende kann es hilfreich sein, diese Phase zu berücksichtigen, um langfristige Perspektiven und Veränderungen im Team zu verstehen.

Die Integration neuer Mitarbeitenden in ein bestehendes Team ist ein komplexer Prozess, der durch ein strukturiertes Vorgehen erleichtert werden kann. Das Modell der Teamuhr hilft dabei, die Phasen der Teamentwicklung zu verstehen und gezielt auf die Bedürfnisse von neuen Teammitgliedern einzugehen. Indem man neue Mitarbeitende in einer klar strukturierten und unterstützenden Weise aufnimmt, fördert man ihre schnelle und effektive Integration in das Team und sorgt für langfristigen Erfolg in der Zusammenarbeit.

Neue Mitarbeitende als Bereicherung
Auch wenn aktuell in fast allen Einrichtungen des Gesundheitswesen Personalmangel sowie Fachkräftemangel und hohe Arbeitsbelastung beklagt wird, so steht demgegenüber der Fakt, dass neue Mitarbeitende häufig eine eher negative Veränderung darstellen, da zunächst jede Veränderung eine Unsicherheit oder Irritation mit sich bringt. Außerdem empfindet es die Station häufig erstmal als Mehrarbeit, das neue Teammitglied einzuarbeiten. Da gleichzeitig die meisten Mitarbeitenden nach mehr Personal rufen, darf und sollte die Freude und Begeisterung über den Neuen vorherrschen und das neue Teammitglied mit einer positiven Haltung empfangen werden.

So ist es Aufgabe der Leitungskräfte, mit dem Team vor Ankunft der Neuen zu besprechen, welche Chancen es birgt, Unterstützung zu bekommen, die Pflegeabläufe besser aufzuteilen und das Team durch neue Menschen und deren Perspektiven zu bereichern, statt nur auf die Mehrarbeit, die durch die Einarbeitung entsteht, zu schauen.

Neue Mitarbeitende bringen unterschiedliche Erfahrungen, Kenntnisse und Herangehensweisen mit. Insbesondere in der Pflege, wo individuelle Lösungen und Flexibilität im Umgang mit Patientinnen und Patienten oder Bewohnerinnen und Bewohnern gefragt sind, können diese neuen Impulse zu Innovationen führen. Pflegekräfte mit anderen beruflichen Hintergründen oder internationalen Qualifikationen erweitern das Spektrum an Kompetenzen und stärken die Vielseitigkeit des Teams. Hier ist es wichtig, auf diesen Zugewinn einen positiven Blick zu haben.

Förderung von Teamdynamik und Zusammenarbeit
Der Eintritt neuer Kolleginnen und Kollegen kann die Teamdynamik beleben. Teams, die sich an neue Persönlichkeiten anpassen, entwickeln oft flexiblere Kommunikations- und Kooperationsstrukturen. Dies fördert nicht nur die Zusammenarbeit, sondern auch die Fähigkeit, auf veränderte Anforderungen zu reagieren – sei es durch eine Umstrukturierung der Pflegeprozesse oder durch die Einführung neuer Arbeitsmethoden.

Wissenstransfer als Chance
Insbesondere Berufseinsteigende oder Wiedereinsteigende nach einer längeren Pause bringen oft aktuelle Fachkenntnisse mit, die durch ihre Ausbildung oder Fortbildungen erworben wurden. Dieses Wissen kann bestehende Pflegeprozesse bereichern, während erfahrene Kolleginnen und Kollegen ihre Expertise im Gegenzug

weitergeben können. Der Dialog zwischen neuen und etablierten Mitarbeitenden fördert so einen wertvollen Wissenstransfer, der sowohl die Qualität der Pflege als auch die persönliche Weiterentwicklung aller Beteiligten unterstützt.

Stärkung der Resilienz und Entlastung
In einem Beruf, der häufig durch Personalmangel und Überlastung geprägt ist, bedeuten zusätzliche Mitarbeitende eine Entlastung für das bestehende Team. Mit der richtigen Integration und Einarbeitung tragen neue Kolleginnen und Kollegen dazu bei, die Arbeitslast besser zu verteilen und die Resilienz des gesamten Teams zu stärken. Eine gute Personalstruktur schafft Freiräume für Weiterbildung, Reflexion und eine bessere Entlastung.

Kulturelle Vielfalt als Stärke
In einer globalisierten Welt wächst auch die Vielfalt in der Pflege. Neue Mitarbeitende aus unterschiedlichen kulturellen Hintergründen bringen nicht nur neue Perspektiven, sondern auch ein tieferes Verständnis für die Bedürfnisse von Patientinnen und Patienten sowie Bewohnerinnen und Bewohnern verschiedener Kulturen mit. Dies verbessert nicht nur die Versorgung, sondern fördert auch ein offenes und tolerantes Arbeitsklima. Wie der Onboarding-Prozess auf prozessualer Ebene von statten gehen sollte, wird Thema im folgenden Kap. 2 werden.

Literatur

Benner P (2000) Stufen zur Pflegekompetenz: From Novice to Expert. München: Hans Huber Verlag.
Brenner D (2020) Als Führungskraft neue Mitarbeiter erfolgreich einarbeiten und integrieren. Wiesbaden: Springer Fachmedien.
Hohensee T (2015) Gelassenheit beginnt im Kopf. So entwickeln Sie einen entspannten Lebensstil. München: Knaur-Verlag.
Martini C (2021) Über das berufliche Selbstverständnis von Intensivpflegenden [Masterarbeit]. University of Applied Sciences and Medical University.
Möller S (2023) Einfach ein gutes Team – Teambildung und -führung in Gesundheitsberufen. Berlin, Heidelberg: Springer.
Moser K, Soucek R, Galais N & Roth C (2018) Onboarding – Neue Mitarbeiter integrieren. Göttingen: Hogrefe Verlag.
Müller F (2020) Die Entwicklung virtueller Teams. Das Phasenmodell nach Bruce Tuckman. München: GRIN Verlag.
Pfingsten U & Hinsch R (2023) Gruppentraining sozialer Kompetenzen GSK: Grundlagen, Durchführung, Anwendungsbeispiele. Weinheim: Beltz-Verlag.
Quernheim G (2021) Berufsstolz in der Pflege. Göttingen: Hogrefe Verlag.
Schiffer O (2017) Onboarding – Optimale Einarbeitung für neue Mitarbeiter. Self-published.
Schmidt K (2013) Onboarding – Die Integration neuer Mitarbeiter in die Organisation: Eine qualitative Untersuchung zu den Erwartungen an einen systematischen Integrationsprozess aus Sicht der Mitarbeiter. Hamburg: Diplomica Verlag.

Strukturen im Wandel und Aspekte von New Work

2

Zusammenfassung

Die ganze Arbeitswelt und so auch die Strukturen der Pflegebranche befinden sich in einem tiefgreifenden Wandel, der durch gesellschaftliche, technologische und wirtschaftliche Veränderungen bedingt ist. Der demografische Wandel, der Fachkräftemangel und die zunehmende Bedeutung von Digitalisierung prägen die Arbeitswelt der Pflege und stellen vor allem Führungskräfte vor neue Herausforderungen. Aspekte von New Work wie Flexibilität, Agilität, Mitbestimmung, digitale Tools und gesundheitsfördernde Maßnahmen schaffen im Pflegealltag neue Anforderungen und Herausforderungen für Führungskräfte, das Team und neue Mitarbeitende. Die Einrichtung entwickelt sich als organisch wandelnde Größe ständig weiter. Dieses Kapitel zeigt, wie Prozesse klar gestaltet und Rollen eindeutig definiert werden können. Klare Zuständigkeiten und Verantwortlichkeiten sind entscheidend, damit sich Patientinnen, Patienten, Bewohnerinnen und Bewohner gut betreut fühlen. Sie beeinflussen auch den Onboarding-Prozess, da sie neuen Mitarbeitenden und auch dem gesamten Team von Anfang an Orientierung und einen sicheren Rahmen bieten, in dem die Gestaltungsspielräume auf der einen Seite und Erwartungen auf der anderen Seite klar abgesteckt sind.

2.1 Klarheit in der Prozessgestaltung

Dieses Kapitel beleuchtet die zentralen Veränderungen in der Pflegebranche und zeigt auf, welche Kompetenzen und Strategien von Führungskräften in diesem Kontext gefragt sind.

Zum einen gibt es eine deutliche Veränderung der Pflegebedarfe. Der demografische Wandel hat zu einer alternden Gesellschaft geführt, in der der Pflegebedarf stetig zunimmt. Gleichzeitig steigen die Erwartungen der Pflegebedürftigen und ihrer Angehörigen an die Qualität und Individualität der Pflege. Pflegeeinrichtungen müssen sich zunehmend auf die Bedürfnisse einer diversifizierten Klientel einstellen, von hochaltrigen Menschen mit Mehrfacherkrankungen bis hin zu jüngeren Pflegebedürftigen mit speziellen Ansprüchen. Diese Entwicklungen erfordern von Führungskräften die Fähigkeit, flexible und innovative Konzepte zu entwickeln, um den steigenden Anforderungen gerecht zu werden.

Strukturelle Veränderungen
Weitere große strukturelle Veränderungen bringen die Digitalisierung sowie der Technologieeinsatz mit sich. Die Digitalisierung bietet der Pflegebranche enorme Chancen, birgt jedoch auch Herausforderungen. Von elektronischen Dokumentationssystemen bis hin zu assistiven Technologien wie Pflegerobotern oder Telemedizin – die Arbeitsprozesse in der Pflege werden zunehmend durch technologische Innovationen unterstützt. Führungskräfte müssen den digitalen Wandel aktiv gestalten, Mitarbeitende entsprechend schulen und die Akzeptanz neuer Technologien fördern. Gleichzeitig ist es entscheidend, ethische Fragen zu berücksichtigen und sicherzustellen, dass der zwischenmenschliche Aspekt der Pflege nicht verloren geht.

Der anhaltende Fachkräftemangel in der Pflegebranche ist dabei eines der drängendsten Probleme. Er verschärft sich durch hohe Fluktuationsraten und die oft als unzureichend empfundene Vergütung sowie Arbeitsbedingungen. Führungskräfte stehen vor der Aufgabe, nicht nur qualifiziertes Personal zu gewinnen, sondern auch die Arbeitszufriedenheit und Bindung der Mitarbeitenden langfristig zu sichern. Hierbei gewinnen Aspekte wie Wertschätzung, Mitbestimmung und eine gesundheitsfördernde Arbeitsumgebung an Bedeutung (siehe auch Kap. 3).

Die neuen Rahmenbedingungen in der Arbeitswelt Pflege
Diese genannten neuen Rahmenbedingungen in der Arbeitswelt Pflege erfordern von Führungskräften ein erweitertes Kompetenzspektrum. Klassische hierarchische Strukturen weichen zunehmend einem kooperativen und partizipativen Führungsstil. Es gilt, Mitarbeitende nicht nur anzuleiten, sondern sie auch zu motivieren und in Entscheidungsprozesse einzubinden. Kommunikationsstärke, Empathie und Konfliktlösungskompetenzen sind Schlüsselqualifikationen, um Teams effektiv zu führen.

New Work in der Pflege
Zudem gewinnen Konzepte wie New Work in der Pflege an Bedeutung. Ein Fokus dieses Konzepts ist die Agilität. Das bedeutet, flexibel und schnell auf Veränderungen reagieren zu können, indem man sich wiederholende Prozesse und Selbstorganisation fördert. In der Pflegepraxis kann dies beispielsweise durch agile Teams umgesetzt werden, die eigenverantwortlich planen und Prioritäten setzen. Führungskräfte fungieren hier als Coach und Wegbereiter, die Hindernisse aus dem Weg räumen und den Rahmen für diese Arbeitsweise schaffen.

2.1 Klarheit in der Prozessgestaltung

Weitere Prinzipien von New Work wie Freiheit, Selbstbestimmung und Sinnhaftigkeit bieten in der Pflegebranche Ansätze, um die Arbeitsbedingungen grundlegend zu verbessern (siehe hierzu auch Abschn. 3.2. Motive und Bedürfnisse neuer Mitarbeitenden). Dazu gehören flexible Arbeitszeiten, die Integration neuer Technologien zur Entlastung der Mitarbeitenden und ein stärkerer Fokus auf die individuellen Bedürfnisse der Mitarbeitenden. Führungskräfte spielen hier eine entscheidende Rolle, indem sie die Unternehmenskultur so gestalten, dass sie Innovation und menschliches Wohlbefinden gleichermaßen fördert.

Konkrete Umsetzungsmöglichkeiten für das Onboarding neuer Mitarbeitenden

Die Umsetzung von Agilität und New Work in der Pflege erfordert eine durchdachte Strategie, die auf die besonderen Anforderungen dieser Branche zugeschnitten ist. Hier einige konkrete Ansätze und Umsetzungsmöglichkeiten:

1. **Flexibilität:**
   - **Individuelle Einarbeitungspläne:** Flexiblere Zeitpläne für das Onboarding anbieten, die auf die Bedürfnisse der jeweiligen Mitarbeitenden zugeschnitten sind wie beispielsweise Teilzeitmodelle oder verlängerte Einarbeitungsphasen bei Bedarf.
   - **Flexible Lernmethoden:** Bei einer Kombination aus Präsenzschulung und E-Learning-Modulen oder Buddy-/ bzw. Mentoring-Programme können bei neuen Mitarbeitenden verschiedene Lernimpulse gesetzt werden, die wiederum unterschiedliche Lerntypen unterstützen.
2. **Agilität**
   - **Feedback-Schleifen:** Regelmäßige Feedback-Gespräche in den ersten Monaten ansetzen, um den Onboarding-Prozess bei Bedarf dynamisch anzupassen.
   - **Mentoring-Teams:** Statt einer festen Ansprechperson können neue Mitarbeitende von einem agilen Team betreut werden, das verschiedene Kompetenzen einbringt und flexibel agiert.
3. **Mitbestimmung:**
   - **Onboarding-Workshops:** Neue Mitarbeitende frühzeitig in Workshops integrieren, in denen sie eigene Vorschläge zur Verbesserung von Arbeitsabläufen einbringen können.
   - **Individuelle Zielvereinbarungen:** Gemeinsam mit neuen Mitarbeitenden individuelle Ziele für die ersten Wochen und Monate festlegen, um Eigenverantwortung und Mitgestaltung zu fördern.
4. **Digitale Tools:**
   - **Digitale Onboarding-Plattformen:** Apps oder digitale Plattformen nutzen, um neue Mitarbeitende mit übersichtlichen Materialien wie Checklisten, Plänen und Kontaktdaten von Ansprechpersonen zu versorgen.
   - **Virtuelle Rundgänge:** Digitale Rundgänge durch die Einrichtung erstellen, um neuen Mitarbeitenden schon vor dem ersten Arbeitstag erste Einblicke zu geben und eine Identifikation zu ermöglichen.

5. **Selbstverwirklichung:**
    - **Stärkenorientiertes Onboarding:** Zu Beginn Gespräche führen, um die individuellen Talente und Interessen der neuen Mitarbeitenden zu identifizieren und gezielt zu fördern.
    - **Spezialisierungsmöglichkeiten:** Frühzeitig über Weiterbildungs- und Entwicklungsmöglichkeiten informieren, die zur persönlichen und beruflichen Entfaltung beitragen.
6. **Gesundheitsfördernde Maßnahmen:**
    - **Pausen- und Freizeitgestaltung:** Während des Onboardings feste Pausenregelungen etablieren und kleine Programme wie Entspannungskurse oder Bewegungsübungen anbieten, um eine klare Abgrenzung zur Arbeitszeit und damit Raum für echte Erholung zu schaffen.
    - **Arbeitszeiten im Blick behalten:** Besonders in der Anfangsphase darauf achten, dass Überstunden möglichst vermieden werden und eine gute Balance zwischen Arbeit und Erholung gefördert wird.

Die genannten Maßnahmen zur Umsetzung von New Work zielen darauf ab, die allgemeine Zusammenarbeit in der Pflege effizienter, flexibler und menschlicher zu gestalten. Sie fördern eine Kultur der Mitbestimmung, Agilität und persönlichen Entfaltung, die langfristig zu einer positiven Arbeitsatmosphäre beiträgt. Doch besonders im Onboarding – der entscheidenden Phase für die Integration neuer Mitarbeiter – ist es wichtig, diese Prinzipien frühzeitig zu verankern. Ein gelungenes Onboarding ist der Schlüssel, um die neuen Mitarbeitenden nicht nur fachlich, sondern auch kulturell in die Arbeitsweise des Teams und der Einrichtung einzuführen. In den folgenden Abschnitten werden spezifische Maßnahmen vorgestellt, die den Übergang von der Theorie in die Praxis erleichtern und das Onboarding im Pflegebereich gezielt auf die Anforderungen von neuen Strukturen und New Work ausrichten.

Herausforderungen für Führungskräfte

Unter den aktuellen Rahmenbedingungen kann eine Umstellung im Sinne von New Work für Führungskräfte zunächst eine große Herausforderung darstellen. In einem ersten Schritt gilt es daher zu klären, welche neuen Anforderungen diese Veränderungen und damit verbundenen möglichen Maßnahmen an die Führungskräfte stellen. Aus den genannten Umsetzungsmöglichkeiten lässt sich ableiten, dass Führungskräfte zusätzliche Rollen als Coaches und Mentoren einnehmen, wenn sie dem Konzept von New Work folgen. Sie sind wichtige Schlüsselpersonen, die ihre Teams bei Herausforderungen unterstützen und eine offene Kommunikationskultur fördern. Sie legen weniger Wert auf Kontrolle, sondern mehr Wert auf Vertrauen und Empowerment der Mitarbeitenden.

Werteorientierte Arbeitskultur
Eine positive und werteorientierte Arbeitskultur ist dabei ein entscheidender Faktor, um die Herausforderungen in der Pflegebranche zu meistern. Führungskräfte tragen die Verantwortung, ein Umfeld zu schaffen, das von gegenseitigem Respekt, Wertschätzung und Zusammenhalt geprägt ist. Dies umfasst auch die Schaffung von Raum für Reflexion und Weiterbildung, um Mitarbeitende kontinuierlich zu befähigen und zu inspirieren. Darüber hinaus erfordert der Wandel hin zu agilen und wertebasierten Arbeitsmodellen eine klare Kommunikation von Visionen und Zielen. Transparenz und Vertrauen sind essenziell, um Mitarbeitende auf dem Weg zu neuen Arbeitsweisen mitzunehmen. Die Prinzipien von New Work lassen sich hier durch flache Hierarchien, mehr Eigenverantwortung und die gezielte Stärkung von Kompetenzen integrieren. Führungskräfte, die diesen Wandel aktiv vorantreiben, schaffen eine Umgebung, in der Mitarbeitende nicht nur ihre fachlichen Aufgaben, sondern auch ihre persönlichen Potenziale entfalten können.

Folgende Herausforderungen stehen an:

1. **Loslassen von Kontrolle:**
   - Führungskräfte müssen lernen, Entscheidungen an Teams zu delegieren, was zunächst Unsicherheit erzeugen kann.
   - Es erfordert Mut und Vertrauen, dass die Teams eigenverantwortlich handeln.
2. **Balance zwischen Führung und Unterstützung:**
   - Trotz der neuen Rolle als Coach müssen Führungskräfte weiterhin die Verantwortung für die Qualität und das Wohl der Mitarbeitenden tragen.
   - Die Gratwanderung zwischen Unterstützung und Übersteuerung kann herausfordernd sein.
3. **Zeit für Coaching und Entwicklung:**
   - Führungskräfte benötigen Zeit und Ressourcen, um Mitarbeitende zu coachen und agiles Arbeiten zu fördern. Dies kann schwierig sein, wenn der Personalmangel hoch ist.
4. **Kulturelle Widerstände:**
   - Die Pflege ist oft durch traditionelle Hierarchien geprägt, die Umstellungen auf flachere Strukturen erschweren.
   - Mitarbeitende und Führungskräfte müssen sich mit neuen Rollen und Arbeitsweisen erst vertraut machen, was Zeit und Überzeugungsarbeit erfordert.
5. **Sicherstellung der Patientenversorgung:**
   - Während der Einführung agiler Prinzipien muss gewährleistet bleiben, dass die Qualität und Kontinuität der Pflege nicht beeinträchtigt wird.

Erfolgsfaktoren für die Umsetzung
Um sich auf die geänderten Strukturen einzulassen und die Umsetzung erfolgreich zu gestalten, bedarf es folgender Faktoren:

- **Schrittweise Einführung:** Beginnen Sie mit Pilotprojekten auf einzelnen Stationen, bevor der Ansatz in der gesamten Organisation umgesetzt wird.
- **Offene Kommunikation:** Klare Kommunikation über die Ziele und Vorteile agiler Methoden, um Akzeptanz und Motivation zu fördern.
- **Kontinuierliches Lernen:** Feedback-Schleifen und regelmäßige Evaluationen der neuen Prozesse sind essenziell, um diese stetig zu verbessern.
- **Unterstützung durch Weiterbildung:** Schulungen für Führungskräfte und Mitarbeitende bereiten auf die neuen Rollen und Verantwortlichkeiten vor.

Praxisbeispiel: Agiles Team in der Altenpflege
Ein Team in einer Seniorenresidenz plant seine Arbeitszeiten mithilfe einer digitalen Plattform. In täglichen kurzen Meetings wird die Versorgung der Bewohnerinnen und Bewohner besprochen. Die Führungskraft tritt nur bei Konflikten oder komplexen Fragestellungen hinzu und sorgt für die Verfügbarkeit von Ressourcen. Dieses Modell führt zu höherer Zufriedenheit bei den Mitarbeitenden, da sie mehr Einfluss auf ihre Arbeit haben. Es führt auch zu einer besseren Pflegequalität, da die Teams flexibler auf die Bedürfnisse der Bewohnerinnen und Bewohner reagieren können.

Der Wandel der Strukturen in der Arbeitswelt Pflege bietet sowohl Herausforderungen als auch Chancen. Führungskräfte spielen eine zentrale Rolle bei der Gestaltung dieser Transformation. Sie müssen nicht nur auf die Veränderungen reagieren, sondern proaktiv Strategien entwickeln, um ihre Einrichtungen zukunftsfähig zu machen. Der Fokus auf moderne Führungskonzepte wie New Work und eine werteorientierte Arbeitskultur wird entscheidend sein, um die Pflegebranche nachhaltig zu stärken und gleichzeitig die Bedürfnisse aller Beteiligten zu berücksichtigen.

So weichen die laufend sich wandelnden Strukturen und Prozesse die früheren auf, gleichzeitig erhalten die Führungskräfte ganz neue Möglichkeiten die die bestehenden sowie die neuen Mitarbeitenden in Prozesse mit einzubinden und Verantwortungen abzugeben. Hierzu ist es wichtig die unterschiedlichen Rollen geklärt zu wissen.

2.2 Rollenklärung und -findung

Rollenklärung und Rollenfindung von Führungskräften und Teams in einer sich wandelnden Pflegewelt
Der Wandel der Arbeitswelt, insbesondere in der Pflegebranche, erfordert eine grundlegende Neuorientierung in Bezug auf Rollenklärung und Rollenfindung innerhalb von Organisationen. Angesichts des demografischen Wandels, des Fachkräftemangels und der fortschreitenden Digitalisierung müssen Führungskräfte und Teams nicht nur ihre Arbeitsprozesse überdenken, sondern auch ihre individuellen Verantwortlichkeiten und Erwartungen aneinander neu definieren.

2.2 Rollenklärung und -findung

In einer zunehmend komplexen und dynamischen Pflegewelt reicht es nicht mehr aus, auf festgelegte Rollen und Hierarchien zu vertrauen. Rollenklärung ist ein kontinuierlicher Prozess, der sicherstellt, dass sowohl Führungskräfte als auch Teams flexibel auf Veränderungen reagieren können. Sie schafft Transparenz über Verantwortlichkeiten, Entscheidungsbefugnisse und Kommunikationswege und bildet damit die Grundlage für eine effiziente Zusammenarbeit.

Führungskräfte stehen vor der Aufgabe, ihre Rolle als Entscheiderin oder Entscheider, Moderatorin oder Moderator und als Coach in Balance zu bringen. Während sie strategische Leitlinien vorgeben, müssen sie gleichzeitig Raum für die Selbstorganisation ihrer Teams schaffen. Mitarbeitende wiederum sind gefordert, sich aktiv an der Rollenfindung zu beteiligen und Verantwortung für ihre Aufgabenbereiche zu übernehmen.

Agilität und die Neuausrichtung der Rollen
Agilität ist ein zentrales Konzept in der modernen Arbeitswelt und findet auch in der Pflege zunehmend Anwendung. Sie bedeutet, dass Teams und Organisationen in der Lage sind, schnell und flexibel auf Veränderungen zu reagieren. In diesem Kontext wandelt sich die Rolle der Führungskraft von einer kontrollierenden Instanz hin zu einer unterstützenden Funktion. Führungskräfte fungieren als Facilitator, die Hindernisse aus dem Weg räumen und Teams dabei helfen, ihre Ziele eigenverantwortlich zu erreichen. Agil arbeitende Teams übernehmen selbstorganisierte Strukturen, in denen sie Aufgaben und Verantwortlichkeiten flexibel verteilen. Die Rollenfindung erfolgt hier iterativ: Rollen werden nicht einmalig definiert, sondern an aktuelle Anforderungen angepasst. Dieser Ansatz erfordert eine ständige Reflexion und offene Kommunikation zwischen allen Beteiligten.

Das Konzept von New Work, wo Agilität einen Teilbereich darstellt, hat tiefgreifende Auswirkungen auf die Rollen von Führungskräften und Teams. In der Pflege, wo menschliche Interaktion und individuelle Bedürfnisse im Vordergrund stehen, bietet New Work die Chance, die Arbeitsumgebung grundlegend zu verbessern.

Für Führungskräfte bedeutet New Work, traditionelle Hierarchien zugunsten einer kooperativen und werteorientierten Kultur aufzulösen. Sie müssen verstärkt als Visionäre agieren, die inspirieren und Orientierung geben, während sie gleichzeitig den Mitarbeitenden die Freiheit lassen, kreative und eigenständige Lösungen zu entwickeln. Mitarbeitende sind eingeladen, ihre eigenen Rollen aktiv mitzugestalten und sich so stärker mit den Zielen der Organisation zu identifizieren.

Herausforderungen bei der Rollenfindung
Die Rollenfindung ist jedoch kein konfliktfreier Prozess. Unterschiedliche Erwartungen, mangelnde Kommunikation und unklare Zielsetzungen können zu Spannungen führen. Insbesondere in der Pflege, wo Arbeitsbelastung und emotionale Anforderungen hoch sind, ist es entscheidend, dass Führungskräfte bewusst Zeit und Ressourcen für die Klärung von Rollen bereitstellen.

Ein wichtiger Schritt in diesem Prozess ist die Entwicklung einer gemeinsamen Wertebasis, die als Leitplanke für Entscheidungen und Handlungen dient. Regelmäßige Teambesprechungen, in denen Rollen und Verantwortlichkeiten reflektiert und angepasst werden, tragen dazu bei, Missverständnisse zu vermeiden und die Zusammenarbeit zu verbessern.

Rollenklärung im Onboarding neuer Mitarbeitender
Die Rollenklärung spielt eine entscheidende Rolle im Onboarding-Prozess neuer Mitarbeitender. Ein klar strukturierter Einstieg erleichtert es neuen Teammitgliedern, ihre Aufgaben und Verantwortlichkeiten zu verstehen und sich in bestehende Arbeitsabläufe zu integrieren.

Führungskräfte sollten während des Onboardings gezielt Zeit für die Vorstellung der organisatorischen Strukturen und Teamrollen einplanen. Dies umfasst:

- **Ein klares Rollenprofil:** Neue Mitarbeitende sollten eine detaillierte Beschreibung ihrer Rolle und ihrer Schnittstellen zu anderen Teammitgliedern erhalten.
- **Mentoring und Begleitung:** Die Zuordnung eines erfahrenen Teammitglieds als Mentor unterstützt die Orientierung und erleichtert den Wissenstransfer.
- **Integration in den Rollenfindungsprozess:** Neue Mitarbeitende sollten von Anfang an in Diskussionen über Rollen und Verantwortlichkeiten eingebunden werden, um ihre Perspektiven einzubringen und eine frühe Identifikation mit dem Team zu fördern.
- **Feedbackschleifen:** Regelmäßige Feedbackgespräche zwischen Führungskraft und neuen Mitarbeitenden helfen, Erwartungen zu klären und frühzeitig Anpassungsbedarfe zu erkennen.

Ein durchdachtes Onboarding, das die Rollenfindung einbezieht, sorgt nicht nur für einen reibungslosen Einstieg, sondern stärkt auch das Vertrauen und die Motivation neuer Mitarbeitender. Es ist eine Investition in eine langfristig erfolgreiche Zusammenarbeit.

Indem Organisationen Rollen als flexible und kontinuierlich verhandelbare Elemente begreifen, schaffen sie die Grundlage für eine resiliente und erfolgreiche Zusammenarbeit in einer sich wandelnden Arbeitswelt.

Prozess der Rollenklärung und Rollenfindung
Die oben genannten Entwicklungen stellen Einrichtungen vor die Herausforderung, Rollen und Verantwortlichkeiten klar zu definieren, um eine effiziente und motivierende Zusammenarbeit zu gewährleisten. Eine strukturierte Rollenklärung und -findung (siehe auch Abb. 2.1) hilft dabei, Missverständnisse zu vermeiden, Arbeitsprozesse zu optimieren und eine nachhaltige Teamdynamik zu fördern.

2.2 Rollenklärung und -findung

Ausgangspunkt: Wandel in der Arbeitswelt
- **Externe Faktoren:**
  - Demografischer Wandel
  - Fachkräftemangel
  - Digitalisierung
  - Agilität & New Work
- **Interne Herausforderungen:**
  - Unklare Rollenverteilung
  - Hohe Arbeitsbelastung
  - Unterschiedliche Erwartungen im Team

Zentrale Elemente der Rollenklärung
- **Kommunikation:** Offene Gespräche über Verantwortlichkeiten und Erwartungen.
- **Transparenz:** Klare Definition von Zuständigkeiten und Entscheidungsbefugnissen.
- **Flexibilität:** Anpassungsfähigkeit der Rollen an dynamische Anforderungen.
- **Partizipation:** Einbindung der Mitarbeitenden in den Klärungsprozess.
- **Wertebasis:** Gemeinsame Leitlinien als Orientierungshilfe.

Agilität und New Work in der Rollenklärung
- **Agilität:** Iterative Anpassung der Rollen, schnelle Reaktionen auf Veränderungen.
- **New Work:**
  Selbstorganisation und Eigenverantwortung.
  Rollenfindung als dynamischer und sinnstiftender Prozess.

Der Prozess der Rollenfindung
Die wichtigsten Schritte im Prozess der Rollenfindung sind:

1. **Analyse:**
   - Ist-Situation bewerten
   - Stärken und Schwächen der aktuellen Rollenverteilung identifizieren
2. **Definition:**
   - Rollenprofile erstellen
   - Schnittstellen und Abgrenzungen definieren
3. **Abstimmung:**
   - Diskussion im Team
   - Gemeinsame Vereinbarung von Zuständigkeiten

4. **Umsetzung:**
   - Rollen in der Praxis erproben
   - Begleitung durch Feedback
5. **Reflexion:**
   - Regelmäßige Überprüfung und Anpassung der Rollen

Der Prozess der Rollenfindung (Abb. 2.1) beginnt mit der **Analyse**, in der die aktuelle Situation bewertet und bestehende Rollenverteilungen hinsichtlich ihrer Stärken und Schwächen untersucht werden. Dies schafft die Grundlage für eine gezielte Weiterentwicklung. In der darauffolgenden **Definitionsphase** werden konkrete Rollenprofile erstellt, Zuständigkeiten klar festgelegt und Schnittstellen sowie Abgrenzungen definiert, um Überschneidungen oder Unklarheiten zu vermeiden. Anschließend folgt die **Abstimmung** innerhalb des Teams: In offenen Diskussionen werden die Rollen gemeinsam reflektiert und Vereinbarungen über Verantwortlichkeiten getroffen. Ist eine Einigung erzielt, geht es in die **Umsetzung**, bei der die neuen Rollen in der Praxis erprobt und durch kontinuierliches Feedback begleitet werden. Abschließend stellt die **Reflexionsphase** sicher, dass die Rollen regelmäßig überprüft und gegebenenfalls an veränderte Anforderungen angepasst werden, um eine nachhaltige und effektive Zusammenarbeit zu gewährleisten.

Hier die Phasen in einem Schaubild dargestellt:

Vorteile einer gelungenen Rollenklärung
Eine klare Rollenverteilung bietet zahlreiche Vorteile für Teams und Organisationen. Durch eine präzise Definition von Zuständigkeiten werden Missverständnisse vermieden und jeder Mitarbeitende weiß genau, welche Aufgaben und Verantwort-

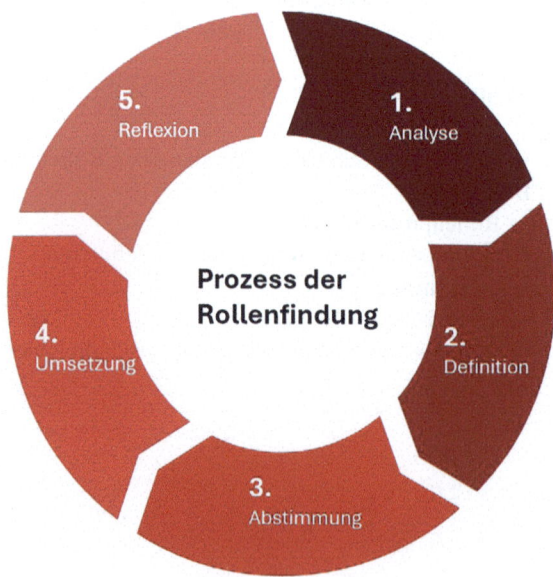

Abb. 2.1 Der Prozess der Rollenfindung

lichkeiten in seinen Bereich fallen. Dies schafft nicht nur Transparenz, sondern fördert auch eine effizientere Zusammenarbeit, da Doppelarbeit reduziert und Ressourcen gezielter eingesetzt werden können. Zudem steigert eine gelungene Rollenklärung die Motivation der Mitarbeitenden, da sie sich mit ihren Aufgaben identifizieren und ihre individuellen Stärken gezielt einbringen können. Ein weiterer wichtiger Aspekt ist die Resilienz und Anpassungsfähigkeit des Teams: Klare Strukturen ermöglichen es, flexibel auf Veränderungen zu reagieren und neue Herausforderungen gemeinsam zu bewältigen. So trägt eine durchdachte Rollenklärung langfristig zu einer produktiven, harmonischen und zukunftsfähigen Arbeitsumgebung bei.

Insbesondere in einem agilen Arbeitsumfeld trägt eine kontinuierliche Reflexion und Anpassung der Rollen dazu bei, Motivation, Produktivität und Teamresilienz zu steigern; gerade hinsichtlich der Integration neuer Mitarbeitender.

2.3 Konkrete Methoden und Vorgehensweisen

In dem oben beschriebenen dynamischen Umfeld wird die Klarheit von Zuständigkeiten und Verantwortlichkeiten zu einer zentralen Voraussetzung für den Erfolg von Teams und Organisationen; sowohl in bestehenden Teams als auch was die Integration neuer Mitarbeitender anbetrifft. Dieses Unterkapitel beleuchtet die Bedeutung von klar definierten Rollen und Verantwortlichkeiten und gibt praktische Impulse, wie diese in der Pflegebranche umgesetzt werden können.

Transparenz und regelmäßige Reflexion
Ein zentraler Schritt ist die Erstellung präziser Rollenprofile, die Aufgabenbereiche, Entscheidungsbefugnisse, Schnittstellen und Erwartungen klar umreißen. Transparenz kann durch Visualisierungsmethoden wie Organigramme oder Maßnahmen-Matrixen gefördert werden, sodass Zuständigkeiten für alle nachvollziehbar sind. Zudem spielt die Kommunikation eine Schlüsselrolle: Regelmäßige Meetings ermöglichen eine kontinuierliche Abstimmung, Anpassung und Lösung von Zielkonflikten. Ebenso wichtig ist die Partizipation der Mitarbeitenden, da ihre Einbindung das Verständnis und die Akzeptanz der Rollenverteilung stärkt. Schließlich sorgt eine regelmäßige Reflexion und Anpassung dafür, dass sich Rollen mit den dynamischen Anforderungen der Pflege weiterentwickeln.

Verantwortungsbewusstsein
Neben einer klaren Rollenverteilung ist auch ein ausgeprägtes Verantwortungsbewusstsein der Mitarbeitenden essenziell. Führungskräfte sollten hierfür geeignete Rahmenbedingungen schaffen – durch klare Erwartungen, eine offene Fehlerkultur und Bereitstellung notwendiger Ressourcen. Ihre Vorbildfunktion spielt dabei eine zentrale Rolle: Sie sollten durch Transparenz, Verlässlichkeit und Selbstreflexion

zeigen, was verantwortungsbewusstes Handeln bedeutet. Zudem fördert die Einbindung in Entscheidungsprozesse das Bewusstsein für die eigenen Aufgaben und deren Auswirkungen. Wertschätzung und Feedback sind entscheidend, um Mitarbeitende zu motivieren, während gezielte Weiterbildung ihnen die nötigen Kompetenzen vermittelt.

Konkrete Methoden
Bewährte Methoden und erprobte Vorgehensweisen wie Schulungen, Mentoring und der Einsatz digitaler Tools unterstützen die Umsetzung dieser Maßnahmen. Eine durchdachte Rollenklärung und die Förderung von Verantwortungsbewusstsein tragen langfristig zur Stabilität, Effizienz und Qualität in der Pflege bei.

Hier einige konkrete Beispiele:

Schulungen und Workshops
Gezielte Schulungen und interaktive Workshops helfen dabei, Rollenverständnis zu schärfen, Kommunikationsfähigkeiten zu verbessern und agile Prinzipien in den Arbeitsalltag zu integrieren.

Ziel: Klärung von Rollen, Förderung der Kommunikationsfähigkeit und Vermittlung agiler Prinzipien.

- Inhalte der Schulungen:
  - Agiles Mindset: Einführung in Werte wie Offenheit, Eigenverantwortung und kontinuierliche Verbesserung.
  - Methodenkompetenz: Praktische Übungen zu agilen Arbeitsmethoden wie Kanban, Scrum oder Design Thinking.
  - Kommunikation: Techniken für transparente und lösungsorientierte Kommunikation (z. B. Feedback geben und empfangen, Konfliktmanagement).
  - Selbstorganisation: Priorisierung von Aufgaben und Entscheidungsfindung im Team.
- Ansätze für Workshops:
  - Simulationsspiele oder Fallstudien, um agiles Arbeiten praxisnah zu erleben.
  - Moderierte Diskussionen, um Vorbehalte abzubauen und Bedenken aufzugreifen.
  - Interaktive Sessions zur Erarbeitung von Teamregeln und Zielen.

Praxisbeispiel: Ein Workshop zur Einführung von Kanban-Boards ermöglicht Pflegekräften, die Visualisierung ihrer Aufgaben zu verbessern und Engpässe frühzeitig zu erkennen.

Mentoring und Coachings
Erfahrene Mentoren und externe Coaches unterstützen Teams bei der Umsetzung neuer Rollenmodelle, erleichtern den Wissenstransfer und fördern die Eigenverantwortung.

Ziel: Unterstützung von Teams und Führungskräften während des Transformationsprozesses.

2.3 Konkrete Methoden und Vorgehensweisen

- Mentoring durch erfahrene Mitarbeitende:
  - Erfahrene Pflegekräfte oder Teamleiter können als Mentoren agieren, um Teams bei der Umsetzung agiler Prinzipien zu unterstützen.
  - Mentoren fördern den Wissenstransfer und bieten Orientierung bei Unsicherheiten.
- Einsatz externer Coaches:
  - Coaches begleiten Teams und Führungskräfte in der Anfangsphase und helfen, Widerstände zu überwinden.
  - Sie bieten neutrale Perspektiven und helfen, individuelle Herausforderungen zu adressieren.
- Peer-to-Peer-Learning:
  - Regelmäßige Austauschrunden oder „Learning Circles" ermöglichen Mitarbeitenden, voneinander zu lernen und Best Practices zu teilen.

Praxisbeispiel: Ein externer Coach moderiert die ersten Wochen eines agilen Teams und hilft, Rollen und Verantwortlichkeiten klar zu definieren.

Digitale Tools
Auch moderne digitale Lösungen tragen zur Transparenz und Effizienz bei, indem sie die Aufgabenverwaltung erleichtern, die Kommunikation verbessern und die Zusammenarbeit optimieren.
Ziel: Transparenz und Effizienz in der Zusammenarbeit fördern.

- Aufgabenmanagement:
  - Tools wie Trello, Asana oder Microsoft Planner ermöglichen es Teams, Aufgaben sichtbar zu machen, Prioritäten zu setzen und den Fortschritt zu verfolgen.
  - Kanban-Boards visualisieren Arbeitsabläufe und helfen, Überlastung zu vermeiden.
- Dienstplanung und Kommunikation:
  - Spezialisierte Software für Pflegeeinrichtungen (z. B. Dienstplan-Tools) erlaubt flexible und transparente Dienstplanung.
  - Kommunikationsplattformen wie Slack oder Microsoft Teams fördern den Austausch, auch bei Schichtübergaben.
- Feedback und Evaluierung:
  - Tools zur anonymen Umfrage und Feedbackerhebung (z. B. SurveyMonkey oder Mentimeter) ermöglichen eine kontinuierliche Verbesserung.

Praxisbeispiel: Eine Pflegeeinrichtung nutzt Trello für die Dokumentation von Schichtplänen und Übergaben. Das schafft Transparenz und reduziert Missverständnisse.

Zusammenfassend lässt sich festhalten, dass klar definierte Zuständigkeiten und Verantwortlichkeiten in der sich wandelnden Pflegebranche unverzichtbar sind, um Effizienz, Motivation und Zusammenarbeit zu fördern. Durch klare Rollenprofile, transparente Kommunikation und die Integration agiler und werteorientierter Arbeitsansätze können Pflegeeinrichtungen den Herausforderungen der modernen

Arbeitswelt erfolgreich begegnen. Die Entwicklung von Verantwortungsbewusstsein bei Mitarbeitenden und eine gezielte Förderung durch die Führungskraft sind dabei zentrale Erfolgsfaktoren. Hierbei spielen konkrete Schulungen, sowie Coachings und digitale Tools als Unterstützung eine besondere Rolle. Die Investition in diese Prozesse ist nicht nur eine organisatorische Notwendigkeit, sondern auch ein wichtiger Beitrag zur Mitarbeiterzufriedenheit und dem erfolgreichen Onboarding neuer Mitarbeitenden.

2.4 Der eigene Gestaltungsspielraum

Hier soll einmal gesondert auf den Gestaltungsspielraum eines jeden Mitarbeitenden – sowohl alte als auch neue – eingegangen werden. Dies ist ein wichtiger Faktor, um Motivation, Zufriedenheit und eine hohe Qualität der Teamintegration zu gewährleisten; natürlich auch zur Optimierung der Versorgungsqualität in der Pflege. Der individuelle Handlungsspielraum, den Pflegekräfte haben, ermöglicht es ihnen, ihre Arbeitsweise und ihre Interaktionen mit Patientinnen und Patienten aktiv mitzugestalten. Dies führt zu einer höheren beruflichen Identifikation und besseren Ergebnissen in der Pflegepraxis.

Für neue Mitarbeitende
Für neue Mitarbeitende bietet ein flexibler Gestaltungsspielraum die Möglichkeit, sich schnell in das Team und die spezifischen Arbeitsprozesse einzufinden. Indem sie die Freiheit erhalten, kreative Lösungen zu entwickeln und eigene Ideen einzubringen, können sie sich in der oft herausfordernden Arbeitsumgebung leichter etablieren. Ein solcher Freiraum fördert zudem die Lernbereitschaft und die Weiterentwicklung durch praktische Erfahrungen.

Für erfahrene Mitarbeitende
Für erfahrene Mitarbeitende ist der Gestaltungsspielraum ebenfalls von großer Bedeutung. Sie können ihre umfangreiche Expertise und ihre praktischen Kenntnisse in den Arbeitsalltag einfließen lassen, was nicht nur den Pflegeprozess optimiert, sondern auch die Arbeitszufriedenheit steigert. Ältere Pflegekräfte können ihre Rolle als Mentoren ausfüllen, indem sie ihre Erfahrungen weitergeben und somit das Team stärken.

Ein gesunder Gestaltungsspielraum sollte jedoch immer im Einklang mit den nötigen Vorgaben, Richtlinien und der Patienten- bzw. Bewohnerversorgung stehen. Dies ermöglicht es Pflegekräften, sowohl kreativ als auch verantwortungsbewusst zu arbeiten und die bestmögliche Pflege zu bieten.

Der Kreis der Einflussnahme
Das Modell des Kreises der Einflussnahme (Abb. 2.2) wurde von Stephen Covey in seinem Buch „*Die 7 Wege zur Effektivität*" (Originaltitel: *The 7 Habits of Highly Effective People*) vorgestellt. Es beschreibt, wie Menschen ihre Energie und Auf-

2.4 Der eigene Gestaltungsspielraum

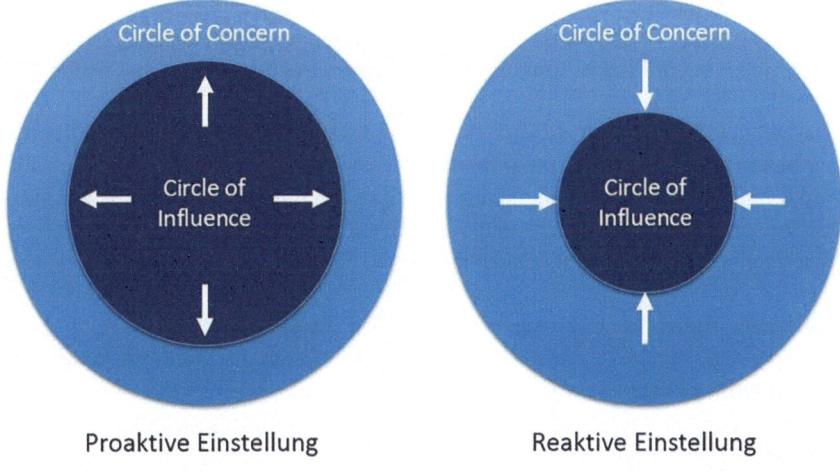

https://www.hrweb.at/2015/02/stephen-covey-circle-of-influence/

Abb. 2.2 Kreis der Einflussnahme. (Nach Steven Covey)

merksamkeit auf Dinge lenken, die sie beeinflussen können, anstatt sich auf äußere Umstände oder Themen zu konzentrieren, die außerhalb ihres Einflussbereichs liegen.

Das Modell unterteilt die Welt in zwei Bereiche:

1. **Kreis der Sorge** (Circle of Concern):
   - Dieser Kreis umfasst alles, worüber wir uns Sorgen machen, aber nicht beeinflussen können. Dazu gehören Themen wie das Wetter, die Wirtschaft, politische Ereignisse, der Gesundheitszustand von anderen Menschen oder das Verhalten von Kollegen.
   - In diesen Bereich fallen viele äußere Faktoren, die uns stressen oder belasten können, aber die wir nicht direkt beeinflussen können.
2. **Kreis der Einflussnahme** (Circle of Influence):
   - Der kleinere Kreis innerhalb des Kreises der Sorge umfasst die Dinge, die wir tatsächlich beeinflussen oder kontrollieren können. Dazu gehören unsere eigenen Handlungen, Entscheidungen, Reaktionen und Einstellungen.
   - Es sind Dinge, bei denen wir durch unser eigenes Verhalten aktiv werden können, wie zum Beispiel unsere Reaktionen auf bestimmte Situationen, wie wir unsere Zeit organisieren oder wie wir mit anderen Menschen kommunizieren.

Die Idee hinter dem Modell
Proaktive Menschen konzentrieren ihre Energie und Aufmerksamkeit auf den Kreis der Einflussnahme. Sie erkennen, dass sie nur begrenzt Einfluss auf äußere Faktoren haben, aber sie können ihre eigene Haltung und ihr Verhalten ändern. Dadurch erweitern sie im Laufe der Zeit ihren Kreis der Einflussnahme.

Reaktive Menschen konzentrieren sich oft auf den Kreis der Sorge, was zu Frustration und Stress führen kann, weil sie sich ständig mit Dingen auseinandersetzen, die sie nicht beeinflussen können. Sie fühlen sich hilflos oder als Opfer der Umstände.

Das Modell fordert dazu auf, den Fokus auf das zu legen, was man kontrollieren kann. Indem man den Kreis der Einflussnahme erweitert, kann man mehr Kontrolle über das eigene Leben erlangen und eine proaktive Haltung entwickeln. Ein praktisches Beispiel könnte sein, dass man sich darauf konzentriert, wie man mit einer schwierigen Situation umgeht, anstatt sich über die Situation selbst zu ärgern.

Beispiele für die verantwortungsbewusste Gestaltung im Pflegealltag
Hier sind einige Beispiele, wie Pflegekräfte ihren Gestaltungsspielraum verantwortungsvoll nutzen können:

Individuelle Pflegeplanung
- **Beispiel**: Eine Pflegekraft erstellt in Zusammenarbeit mit der Patientin und dem interdisziplinären Team eine individuelle Pflegeplanung, die die spezifischen Bedürfnisse, Wünsche und gesundheitlichen Herausforderungen der Patientin berücksichtigt. Diese Planung wird regelmäßig überprüft und angepasst, um sicherzustellen, dass sie den aktuellen Bedürfnissen entspricht.
- **Verantwortung**: Die Pflegekraft sorgt dafür, dass der Pflegeprozess an die spezifischen Gegebenheiten der Patientin angepasst ist und alle relevanten Informationen berücksichtigt werden.

Förderung von Autonomie und Selbstbestimmung
- **Beispiel**: Pflegekräfte unterstützen ältere oder beeinträchtigte Bewohner oder Patienten, soweit es möglich ist, ihre eigenen Entscheidungen zu treffen. Zum Beispiel können sie bei der Auswahl der Mahlzeiten oder bei der Auswahl von Kleidungsstücken helfen, dabei aber den Wunsch der Bewohner oder Patienten nach Selbstbestimmung wahren.
- **Verantwortung**: Die Pflegekraft achtet darauf, dass die Bewohner oder Patienten in der Entscheidungsfindung nicht bevormundet werden, sondern als eigenständige Personen respektiert und in den Pflegeprozess eingebunden bleiben.

Einsatz von evidenzbasierter Pflege
- **Beispiel**: Pflegekräfte wenden aktuelle wissenschaftliche Erkenntnisse und bewährte Praktiken an, um eine qualitativ hochwertige Pflege zu gewährleisten. Sie nutzen regelmäßig Fort- und Weiterbildungen, um ihr Wissen zu erweitern und anzuwenden.
- **Verantwortung**: Durch die Nutzung evidenzbasierter Methoden trägt die Pflegekraft dazu bei, dass die Bewohner und Patienten bestmöglich versorgt werden, wobei sie auch Risiken minimieren, und die Wirksamkeit der Pflege maximieren.

2.4 Der eigene Gestaltungsspielraum

Kommunikation und Teamarbeit
- **Beispiel**: Pflegekräfte fördern eine offene Kommunikation im Team und stimmen sich regelmäßig mit Ärztinnen und Ärzten und anderen Fachkräften ab. Bei komplexen Fällen oder Veränderungen im Zustand eines Bewohners oder eines Patienten wird schnell und klar kommuniziert, um eine koordinierte Versorgung zu gewährleisten.
- **Verantwortung**: Verantwortungsbewusste Pflegekräfte sorgen dafür, dass keine wichtigen Informationen verloren gehen und alle Beteiligten gut informiert sind, was zu einer besseren Betreuung und einem sicheren Arbeitsumfeld beiträgt.

Umgang mit schwierigen Situationen und ethischen Dilemmata
- **Beispiel**: Eine Pflegekraft muss sich möglicherweise mit schwierigen ethischen Fragen auseinandersetzen, wie zum Beispiel der Frage nach dem Umgang mit einem Patienten, der keine Lebensverlängerung wünscht. Hier sollte die Pflegekraft respektvoll und sensibel vorgehen und gegebenenfalls das Gespräch mit dem Patienten, seiner Familie und dem medizinischen Team suchen.
- **Verantwortung**: Verantwortungsbewusste Pflegekräfte müssen die Wünsche und Werte des Patienten oder des Bewohners respektieren, gleichzeitig aber auch die rechtlichen und ethischen Rahmenbedingungen der Pflege einhalten.

Vorbeugung von Pflegefehlern und Risiken
- **Beispiel**: Pflegekräfte sind dafür verantwortlich, regelmäßige Kontrollmaßnahmen durchzuführen, wie das Überprüfen von Medikamenten, die Verhinderung von Stürzen oder das Vermeiden von Druckgeschwüren durch geeignete Lagerung.
- **Verantwortung**: Hier zeigt sich die Verantwortung, in allen Bereichen präventiv tätig zu werden, um Bewohner und Patienten vor Schaden zu bewahren und die Qualität der Pflege zu sichern.

Förderung der beruflichen Entwicklung
- **Beispiel**: Eine erfahrene Pflegekraft nutzt ihre eigene Expertise, um jüngere oder weniger erfahrene Kolleginnen und Kollegen zu schulen und anzuleiten. Sie unterstützt sie in praktischen Fertigkeiten und gibt wertvolle Tipps, um die Arbeitsqualität zu erhöhen.
- **Verantwortung**: Durch diese Weitergabe von Wissen und Erfahrung sorgt die Pflegekraft für eine kontinuierliche Verbesserung der Pflegequalität und stärkt das gesamte Team.

Fazit
Verantwortungsbewusste Gestaltung im Pflegealltag bedeutet, dass Pflegekräfte nicht nur ihre fachlichen Aufgaben gewissenhaft erfüllen, sondern auch eine ethische und respektvolle Haltung gegenüber den Patientinnen, Patienten, Bewohnerinnen und Bewohnern und dem Team einnehmen, auch und gerade gegenüber neuen Mitarbeitenden. Der sorgfältige Umgang mit Informationen, Entscheidungen und Ressourcen trägt zu einer qualitativ hochwertigen Versorgung und einem positiven Arbeitsumfeld sowie einer Zufriedenheit bei alten und neuen Mitarbeitenden bei.

Literatur

Bergmann F (2004) New Work: Neue Arbeit – Neue Kultur. Freiburg: Arbor-Verlag.
Covey S (2018) Die 7 Wege zur Effektivität: Prinzipien für persönlichen und beruflichen Erfolg. Offenbach: GABAL-Verlag.
Dauth T (2022) New Work in der Pflege. Fraunhofer IMW.
Friedrich D & Est V (2023) Der Kulturwandel hat begonnen. Heidelberg: Springer Verlag.
Goldgruber J & Hohensinner HJ (2022) Kulturwandel in der Pflege. Heidelberg: Springer Verlag.
Health&Care Management. Salzgeber C (2021) New Work (Teil 1): Werte statt Moneten. Melsungen: Medizinisch Wissenschaftliche Verlagsgesellschaft.
Kriegeskotte L (2023) New Work als innovativer Ansatz zur Überwindung des Fachkräftemangels in der Pflege [Bachelorarbeit]. Eigenveröffentlichung der Hochschule Hannover.
Laloux F (2015) Reinventing Organizations: Ein Leitfaden zur Gestaltung sinnstiftender Formen der Zusammenarbeit. München: Verlag Franz Vahlen.
Malik F (2011) Führen, Leisten, Leben: Wirksames Management für eine neue Zeit. Frankfurt: Campus Verlag.
Pink DH (2010) Drive: Was Sie wirklich motiviert. Salzburg: Ecowin Verlag.
Raab CKM (2020) Digitale Transformation im Gesundheitswesen: Konzepte, Strategien und Anwendungsbeispiele. Heidelberg: Springer Verlag.
Sennewald M (2021) Digitalisierung der Pflege: Chancen und Herausforderungen für die Praxis. Berlin: Springer Verlag.
Sutherland J (2015) Scrum: the art of doing twice the work in half the time. New York: Crown Business.
Vaishaipl A (2023) Der Einfluss von Begleitsystemen auf das Rollenbild beim Berufseinstieg Lehrender der Gesundheits- und Krankenpflege. Masterarbeit, Fachhochschule FH Campus Wien.

Neue Mitarbeitende und ihre Perspektive

3

Zusammenfassung

Bevor sich die Leitungskräfte überlegen, wie die neue Pflegekraft in das Team integriert werden kann, ist es hilfreich, sich in ihre Lage zu versetzen und ihre Perspektive einzunehmen. Dabei sollten im Vorfeld wichtige Fragen geklärt werden, wie zum Beispiel: Aus welcher Vorgeschichte kommt die neue Pflegekraft? Welche Motive gibt es für den Wechsel? Welche Bedürfnisse hat sie oder er? Und welche besonderen Talente, Kenntnisse oder Fähigkeiten können eingebracht werden? Ein besonderes Augenmerk liegt auf der Führung und der optimalen Zusammenarbeit in generationsgemischten Teams, in die sich neue Mitarbeitende einfügen sollen. Pflegekräfte aus dem Ausland verdienen dabei besondere Beachtung, da neben der Einarbeitung in neue Aufgaben und Prozesse auch Themen wie Sprachkenntnisse, Arbeitserlaubnis und kulturelle Unterschiede berücksichtigt werden müssen. Diese verschiedenen Aspekte werden im Folgenden systematisch thematisiert.

Gute Gründe, sich in die Perspektive des neuen Mitarbeiters hineinzuversetzen
Sich in die Perspektive neuer Mitarbeitender hineinzuversetzen, ist entscheidend für ihre erfolgreiche Integration, Zufriedenheit und langfristige Bindung. Hier sind die Hauptgründe, warum dies von hoher Bedeutung ist:

Erleichterung der Einarbeitungsphase
- Neue Mitarbeitende stehen oft vor zahlreichen Unsicherheiten und Herausforderungen – sei es das Kennenlernen von Unternehmensstrukturen, Kollegen oder Arbeitsabläufen. Empathie hilft, ihre Sorgen frühzeitig zu erkennen und abzubauen.

- Eine gezielte Unterstützung während der Einarbeitung sorgt für einen schnelleren Kompetenzaufbau und verringert die Wahrscheinlichkeit von Fehlern.
- Zudem reduziert ein empathischer Umgang Stress und Überforderung, was das Wohlbefinden neuer Mitarbeitender fördert und langfristig ihre Leistungsfähigkeit stärkt.

Schaffung eines positiven ersten Eindrucks
- Der erste Eindruck des Unternehmens beeinflusst, wie die Mitarbeitenden sich mit der Organisation identifizieren.
- Wenn am Arbeitsplatz ein verständnisvoller Umgang mit den Bedürfnissen und Herausforderungen neuer Mitarbeitender praktiziert wird, fühlt sich die neue Person wertgeschätzt und willkommen.
- Diese positive Erfahrung stärkt auch die Arbeitgebermarke, da zufriedene neue Mitarbeitende das Unternehmen mit einer höheren Wahrscheinlichkeit positiv weiterempfehlen

Förderung der Zufriedenheit von Mitarbeitenden
- Mitarbeitende, deren Perspektive berücksichtigt wird, entwickeln ein höheres Maß an Zufriedenheit und Motivation.
- Zufriedene Mitarbeitende sind produktiver und engagierter.
- Eine offene Feedbackkultur, die auf Empathie basiert, sorgt dafür, dass neue Mitarbeitende Rückmeldungen besser annehmen und sich ermutigt fühlen, selbst Fragen und Anregungen einzubringen. Eine solche einladende Atmosphäre bietet Platz für neue Perspektiven und Ideen und trägt damit maßgeblich zur Innovation und Weiterentwicklung des Unternehmens bei.

Vermeidung von Missverständnissen
- Neue Mitarbeitende kennen die informellen Regeln und Erwartungen des Unternehmens oft nicht.
- Sich in ihre Lage zu versetzen, hilft Führungskräften, klare Anweisungen zu geben und unnötige Missverständnisse zu vermeiden. Dies schafft nicht nur Klarheit, sondern stärkt auch das Vertrauen in die Führung.

Stärkung der Bindung ans Unternehmen
- Neue Mitarbeitende, die sich von Beginn an gut betreut und verstanden fühlen, entwickeln eine stärkere Bindung zum Unternehmen.
- Eine gute Betreuung erhöht die Wahrscheinlichkeit einer frühzeitigen Kündigung, die oft mit hohen Kosten für Rekrutierung und Training verbunden ist.

Förderung von Inklusion und Diversität
- Insbesondere in diversen Teams ist es wichtig, unterschiedliche Hintergründe und Perspektiven zu berücksichtigen. Das Hineinversetzen in die Perspektive neuer Mitarbeitenden zeigt Respekt vor ihren individuellen Situationen und trägt zu einem inklusiven Arbeitsumfeld bei.

- Ein solches Arbeitsklima signalisiert, dass neue Ansätze und Denkweisen willkommen sind, und stärkt die Vielfalt als Ressource für das Unternehmen.

Empathie gegenüber neuen Mitarbeitenden ist nicht nur ein Zeichen guter Führung, sondern auch ein strategisches Mittel, um die Effektivität und Loyalität zu fördern. Gesundheitseinrichtungen, die diesen Aspekt ernst nehmen, schaffen eine Arbeitskultur, die Talente anzieht und langfristig bindet.

3.1 Arbeitnehmermarkt: wer bewirbt sich bei wem?

Der Arbeitnehmermarkt in der Pflege ist durch einen akuten Fachkräftemangel, steigende Anforderungen und eine alternde Gesellschaft geprägt. Gleichzeitig bietet diese Situation Chancen für Arbeitnehmer und Arbeitgeber, die bereit sind, innovative Wege zu gehen.

Der demografische Wandel ist eine der Hauptursachen für die angespannten Verhältnisse im Pflegebereich. Die Bevölkerung wird älter, und der Bedarf an pflegerischen Dienstleistungen steigt kontinuierlich. Gleichzeitig scheiden viele Pflegekräfte aus dem Berufsleben aus – sei es durch Renteneintritt oder durch berufsbedingte Belastungen. Laut aktuellen Studien fehlen in Deutschland bereits jetzt zehntausende Pflegekräfte, und die Zahl könnte sich in den kommenden Jahren noch drastisch erhöhen.

Der Fachkräftemangel in der Pflege in Deutschland ist ein ernstes und wachsendes Problem. Laut einer Studie des Statistischen Bundesamtes (Abb. 3.1 von Destatis) wird der Bedarf an Pflegekräften bis zum Jahr 2049 voraussichtlich um ein Drittel auf 2,15 Mio. steigen. Dabei könnte die Versorgungslücke zwischen 280.000 und 690.000 Pflegekräften liegen.

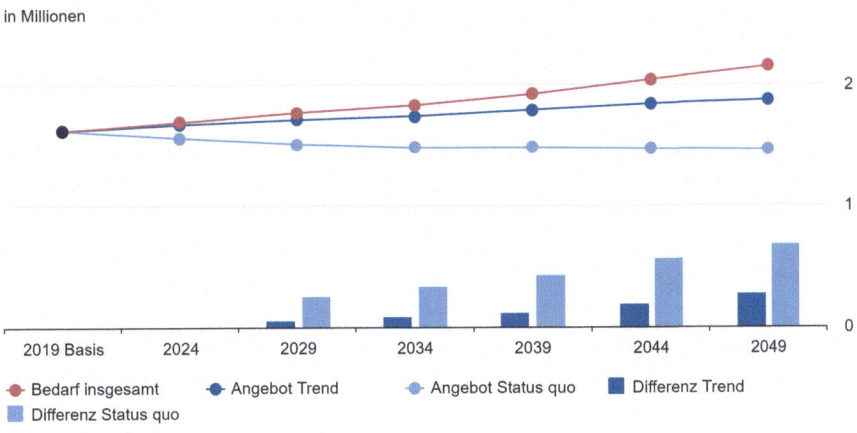

Abb. 3.1 Bedarf an Pflegekräften

Eine Studie von PwC prognostiziert, dass bereits im Jahr 2035 ein Drittel der offenen Stellen im deutschen Gesundheitswesen nicht mehr besetzt werden kann. Die Bundesagentur für Arbeit meldete im Jahresdurchschnitt 2023 etwa 35.000 vakante Stellen für Arbeitskräfte im Pflegebereich. Nach einem Rückgang im ersten Corona-Jahr stieg die Zahl der gemeldeten Stellen in den folgenden zwei Jahren zwar wieder an, sank jedoch 2023 erneut deutlich. Trotz dieser Schwankungen bleibt die Nachfrage nach Pflegekräften auf einem hohen Niveau.

Diese Studien und Daten verdeutlichen die dringende Notwendigkeit, Maßnahmen gegen den Fachkräftemangel in der Pflege in Deutschland zu ergreifen.

Die Folgen des Fachkräftemangels
Der Fachkräftemangel hat weitreichende Konsequenzen für das Gesundheitssystem: Die verbleibenden Pflegekräfte sind oft überlastet. Lange Arbeitszeiten, Überstunden und psychischer Druck gehören vielerorts zum Alltag. Unterbesetzung kann die Qualität der Pflege beeinträchtigen, was sich negativ auf die Gesundheit und das Wohlbefinden der Bewohner und Patienten auswirkt. Die belastenden Arbeitsbedingungen lassen viele potenzielle Fachkräfte davor zurückschrecken, eine Karriere in der Pflege zu beginnen oder in diesem Bereich zu verbleiben.

Was muss sich aus der Perspektive neuer Pflegekräfte ändern?
Um den Pflegeberuf langfristig attraktiv zu machen und den Fachkräftemangel zu bekämpfen, sind strukturelle Veränderungen notwendig. Dies ist zum einen eine verbesserte Bezahlung. Pflegekräfte leisten eine unverzichtbare Arbeit, die oft nicht angemessen entlohnt wird. Höhere Gehaltsstrukturen wie in einigen anderen europäischen Ländern wären ein wichtiger Schritt. Mehr Ausbildungsplätze und bessere Bedingungen während der Ausbildung könnten entscheidend dazu beitragen, mehr Menschen für den Pflegeberuf zu begeistern. Ein weiterer wesentlicher Faktor ist die gesellschaftliche Wertschätzung. Der Pflegeberuf verdient in der deutschen Gesellschaft mehr Anerkennung. Kampagnen und Bildungsprogramme können helfen, das Ansehen der Pflege zu verbessern. Auch das Selbstbild der Pflege darf deutlich positiver und wertschätzender gestaltet werden (siehe Abschn. 1.3).

Mögliche Lösungsansätze
Der Arbeitskräftemarkt in der Pflege steht vor großen Herausforderungen, doch es gibt Wege, diesen zu begegnen. Eine entscheidende Voraussetzung für eine erfolgreiche Lösung ist die enge Zusammenarbeit von Arbeitgebenden, Politik und der Gesellschaft. Arbeitgebende haben die Möglichkeit, durch eine Verbesserung der Arbeitsbedingungen, die Förderung von Karrierewegen und gezielte Weiterbildungsmaßnahmen die Attraktivität des Pflegeberufs zu steigern. Die Politik muss durch die Schaffung zusätzlicher Ausbildungs- und Studienplätze, eine gezielte Reform der Arbeitsmarktpolitik im Pflegebereich sowie eine nachhaltige Gesundheits-

3.1 Arbeitnehmermarkt: wer bewirbt sich bei wem?

und Pflegepolitik dafür sorgen, dass die Rahmenbedingungen stimmen. Die Gesellschaft spielt eine zentrale Rolle für die wahrgenommene Aufwertung des Pflegeberufs – sei es durch allgemeine Wertschätzung gegenüber der Pflege, ehrenamtliche Tätigkeiten, Freiwilligenarbeit oder durch Aufklärung an Schulen und Universitäten, um das Image des Pflegeberufs zu verbessern.

Nur durch ein abgestimmtes Handeln dieser drei Akteure – jeder mit einem eigenen Fokus – kann der Fachkräftemangel in der Pflege langfristig und nachhaltig bekämpft werden. Dies erfordert nicht nur strategische Maßnahmen, sondern auch gemeinsame Investitionen in geeignete Technologien, die die Arbeitsbelastung von Pflegekräften verringern und den Pflegeprozess effizienter gestalten, ohne diesen mit zusätzlichen bürokratischen Aufgaben zu belasten.

Gleichzeitig haben Pflegekräfte jetzt die Chance, von der hohen Nachfrage zu profitieren und ihre berufliche Zukunft aktiv zu gestalten. Die kommenden Jahre werden zeigen, ob die Weichen rechtzeitig gestellt werden können, um eine qualitativ hochwertige Pflege auch in Zukunft zu gewährleisten.

Was ist für einen neuen Mitarbeiter ein attraktiver Arbeitsplatz im Krankenhaus oder einer Pflegeeinrichtung?
Ein Krankenhaus oder eine Pflegeeinrichtung kann sich durch gezielte Maßnahmen und Strategien so attraktiv gestalten, dass es neue Bewerbende anzieht. Dabei spielen sowohl materielle als auch immaterielle Anreize eine Rolle. Hier sind einige Ansätze:

Faire Bezahlung und flexible Arbeitszeitmodelle
Um den Fachkräftemangel in der Pflege anzugehen, ist es entscheidend, attraktive Arbeitsbedingungen zu schaffen. Eine faire Bezahlung, die auch über Tarifvereinbarungen hinausgehen kann, bildet dabei einen Schlüsselfaktor. Ergänzend dazu sind flexible Arbeitszeitmodelle wie Teilzeitoptionen, Schichtpläne mit Wunschdiensten oder sogar eine 4-Tage-Woche besonders attraktiv. Angebote zur Gesundheitsförderung, beispielsweise kostenlose Fitnessprogramme, ergonomische Arbeitsplätze oder Maßnahmen zur Stressbewältigung, signalisieren den Mitarbeitenden, dass ihr Wohlbefinden Priorität hat.

Förderung von Weiterbildung und Karrierechancen
Regelmäßige Schulungen und Zugang zu Fortbildungen, etwa in spezialisierten Pflegebereichen oder für Führungspositionen, ermöglichen berufliche Weiterentwicklung. Klare Karriereperspektiven, beispielsweise in Leitungspositionen oder Spezialgebieten wie Intensivpflege oder Palliativmedizin, schaffen zusätzliche Anreize. Mentoring-Programme, bei denen neue Mitarbeitende durch erfahrene Pflegekräfte unterstützt werden, erleichtern den Einstieg und fördern die Bindung ans Unternehmen.

Positive Unternehmenskultur und angenehmes Arbeitsklima
Wertschätzung für die Arbeit der Pflegekräfte, etwa durch Lob, Feedback oder kleine Gesten wie Gutscheine und Mitarbeiterevents, steigert die Zufriedenheit. Offene Kommunikation und ein unterstützendes Teamumfeld fördern den Teamgeist, während flache Hierarchien und die Einbindung der Pflegekräfte in Entscheidungsprozesse für ein respektvolles Miteinander sorgen. Zusätzlich können Benefits und Zusatzleistungen die Attraktivität eines Arbeitsplatzes erhöhen. Zuschüsse zu Fahrtkosten, Kinderbetreuung oder Wohnraum, etwa durch Dienstwohnungen oder Unterstützung bei der Wohnungssuche, sind hier ebenso relevant wie Zusatzangebote wie betriebliche Altersvorsorge oder private Krankenversicherungen. Freizeitangebote, beispielsweise vergünstigte kulturelle Veranstaltungen oder Wellnessangebote, ergänzen diese Maßnahmen.

Moderne Infrastruktur und Digitalisierung
Technologische Unterstützung durch moderne Geräte, Pflegeroboter oder digitale Dokumentation spart Zeit, reduziert die Arbeitsbelastung und erleichtert damit den gesamten Arbeitsalltag. Renovierte Räumlichkeiten, Aufenthaltsräume für Mitarbeitende und Cafeterias schaffen zusätzlich eine angenehme Arbeitsumgebung.

Starkes Employer Branding
Ein positives Image als attraktive Arbeitgebermarke lässt sich durch gezielte Marketingkampagnen oder eine aktive Präsenz in sozialen Medien aufbauen. Empfehlungsprämien für Mitarbeitende, die neue Pflegekräfte vermitteln, sowie gezielte Recruiting-Programme für Auszubildende sind weitere hilfreiche Strategien. Zudem kann die internationale Rekrutierung ausländischer Fachkräfte, unterstützt durch Sprachkurse, kulturelle Trainings und Hilfestellungen bei Behördengängen, den Fachkräftemangel lindern (siehe hierzu auch Abschn. 3.5).

Soziale Verantwortung
Ein Engagement für Nachhaltigkeit und umweltfreundliche Arbeitsweisen spricht viele Bewerbende an. Ebenso kann eine Kultur, die Diversität und Inklusion wertschätzt, neue Talente anziehen und bestehende Mitarbeiter motivieren.

Transparente Kommunikation
Klare Stellenanzeigen mit präzisen Beschreibungen der Aufgaben, Benefits und Karrieremöglichkeiten sorgen für ein realistisches Bild des Arbeitsplatzes. Offenes Feedback durch Plattformen und regelmäßige Befragungen von Mitarbeitenden zeigt den Pflegekräften, dass ihre Meinungen und Anliegen ernst genommen werden.
Wichtig: Eine attraktive Pflegeeinrichtung bzw. Krankenhaus stellt die Bedürfnisse ihrer Mitarbeitenden in den Mittelpunkt und kommuniziert dies klar nach außen. Durch eine Kombination aus verbesserten Arbeitsbedingungen, Karrierechancen und einem positiven Arbeitsklima kann ein Krankenhaus oder eine Pflegeeinrichtung langfristig Fachkräfte gewinnen und binden.

Die Bedeutung von Social Media für den Ruf einer Einrichtung
Social Media spielt eine immer wichtigere Rolle bei der Wahrnehmung von Einrichtungen im Gesundheitswesen. Plattformen wie Facebook, Instagram, LinkedIn und TikTok bieten nicht nur die Möglichkeit, mit der Zielgruppe zu kommunizieren, sondern beeinflussen auch aktiv das Image und den Ruf der Einrichtung. Im Folgenden wird die Bedeutung von Social Media in diesem Kontext genauer betrachtet:

Sichtbarkeit und Reichweite erhöhen
Um die Sichtbarkeit und Reichweite von Pflegeeinrichtungen und Krankenhäusern zu erhöhen, ist eine aktive Social-Media-Präsenz von großer Bedeutung. Viele Pflegekräfte informieren sich über potenzielle Arbeitgebende auf sozialen Plattformen, weshalb eine präsente, authentische und ansprechende Darstellung das Interesse an der Einrichtung wecken kann. Gleichzeitig suchen Angehörige von Bewohnern und Patienten nach vertrauenswürdigen und professionellen Pflegeeinrichtungen. Eine aktive Social-Media-Nutzung kann Transparenz vermitteln und Vertrauen aufbauen. Einrichtungen, die sich modern und digital präsentieren, wirken zudem innovativ und zukunftsorientiert.

Aufbau eines positiven Images
Ein positives Image lässt sich durch gezielte Einblicke in den Alltag der Einrichtung aufbauen. Bilder und Videos von fröhlichen Teams, gepflegten Räumlichkeiten und zufriedenen Bewohnern vermitteln Nähe und Authentizität. Beiträge, die Pflegekräfte in den Mittelpunkt stellen, wie Teamvorstellungen oder Erfolge bei Weiterbildungen, unterstreichen die Wertschätzung gegenüber den Mitarbeitenden. Zudem ermöglicht Social Media eine transparente Darstellung der Arbeitsweise, Werte und Philosophie der Einrichtung, was das Vertrauen der Öffentlichkeit stärkt. Für einen authentischen Auftritt kann auch die Meisterung von herausfordernden Situationen oder Phasen auf den Plattformen gefeiert werden. Solche Postings bieten auch eine Wertschätzung gegenüber den Mitarbeitenden als tragende Säule.

Recruiting und Fachkräftegewinnung
Für die Gewinnung neuer Fachkräfte bietet Social Media zahlreiche Möglichkeiten. Attraktive und moderne Inhalte, wie Kampagnen unter dem Motto „Ein Tag im Leben einer Pflegekraft", können junge Pflegekräfte anziehen und ihnen einen realistischen Einblick in den Beruf geben. Eine starke Arbeitgebermarke, die die Bedürfnisse der Mitarbeitenden betont, hebt die Einrichtung von der Konkurrenz ab. Darüber hinaus ermöglicht die direkte Kommunikation über Kommentare oder Nachrichten, potenzielle Bewerbende gezielt anzusprechen und offene Fragen zu klären.

Krisenmanagement
Negative Berichte oder Bewertungen können durch proaktive Kommunikation über Social Media entkräftet und Missverständnisse schnell aufgeklärt werden. Eine aktive Präsenz ermöglicht es, zeitnah auf Anfragen, Sorgen oder Beschwerden von Angehörigen oder Mitarbeitenden zu reagieren. Gleichzeitig bietet der direkte Austausch mit der Community die Chance, konstruktives Feedback aufzunehmen und Verbesserungen umzusetzen.

Community-Aufbau
Auch der Aufbau einer Community wird durch Social Media gefördert. Regelmäßige Beiträge zu Veranstaltungen, Festen oder besonderen Momenten in der Einrichtung schaffen eine emotionale Bindung und fördern die Kommunikation mit Angehörigen. Pflegekräfte, die aktiv an der Gestaltung der Inhalte beteiligt sind, fühlen sich eingebunden und wertgeschätzt. Die Plattformen eignen sich außerdem, um Partnerschaften mit lokalen Institutionen, Vereinen oder Unternehmen hervorzuheben und zu stärken.

Förderung von Transparenz und Vertrauen
Transparenz und Vertrauen werden durch authentische und echte Geschichten von Patienten oder Bewohnern oder Mitarbeitenden gefördert. Zudem können Qualitätsmerkmale wie Zertifizierungen, Auszeichnungen oder neue Projekte hervorgehoben werden, um Professionalität und Kompetenz zu unterstreichen. Positive Bewertungen und Erfahrungsberichte tragen zusätzlich dazu bei, das Vertrauen potenzieller Patientinnen und Patienten, Angehöriger und Mitarbeitender zu stärken. Social Media wird somit zu einem essenziellen Werkzeug, um die Pflegebranche sichtbarer, attraktiver und zukunftsfähiger zu gestalten.

Strategien für den erfolgreichen Einsatz von Social Media
Der erfolgreiche Einsatz von Social Media erfordert durchdachte Strategien und eine kontinuierliche Pflege der Inhalte. Regelmäßige und ansprechende Beiträge mit hochwertigen Bildern, Videos und Texten sind dabei essenziell, um das Interesse der Zielgruppe zu wecken und zu halten. Besonders wichtig ist die gezielte Ansprache verschiedener Zielgruppen, beispielsweise potenzieller Bewerbender, Angehöriger oder der lokalen Gemeinschaft, mit speziell auf ihre Bedürfnisse und Interessen zugeschnittenen Inhalten.

Ein weiterer Schlüsselfaktor ist die Förderung der Interaktion. Durch das Beantworten von Kommentaren, das Erstellen von Umfragen und den aktiven Dialog mit der Community wird die Bindung gestärkt und die Reichweite erhöht. Gleichzeitig sollte die Einrichtung auf kritische Themen oder negative Kommentare professionell und transparent reagieren, um Vertrauen zu bewahren und ihre Reputation zu schützen.

Zur Sicherung des langfristigen Erfolgs ist ein regelmäßiges Monitoring der Social-Media-Aktivitäten unerlässlich. Die Analyse von Reichweite, Engagement und anderen Kennzahlen ermöglicht es, den Erfolg der Strategie zu messen und gegebenenfalls Anpassungen vorzunehmen. So bleibt die Social-Media-Präsenz nicht nur aktuell, sondern auch zielgerichtet und effektiv. Wichtig ist hier auch die Einbildung der beschäftigten Pflegekräfte: eigene positive Erfahrungsberichte, die positive Nachricht des Tages, ermutigende aufmunternde Worte für die Kolleginnen und Kollegen sind nur ein paar der möglichen Beispiele.

Der Einsatz von Social Media in Krankenhäusern und Pflegeeinrichtungen kann dazu beitragen, den positiven Ruf zu stärken, sich als attraktive Arbeitgebermarke zu positionieren und Vertrauen bei möglichen Bewerbenden aufzubauen. Eine authentische und aktive Präsenz auf den relevanten Plattformen kann entscheidend dazu beitragen, die Herausforderungen des Fachkräftemangels zu bewältigen und das Image nachhaltig positiv zu beeinflussen.

3.2 Motive und Bedürfnisse neuer Mitarbeitenden

Der Pflegeberuf ist eine der anspruchsvollsten und zugleich erfüllendsten Berufungen, die man wählen kann. Pflegekräfte übernehmen nicht nur eine zentrale Rolle im Gesundheitswesen, sondern leisten einen unverzichtbaren Beitrag zur Verbesserung der Lebensqualität von Patientinnen und Patienten, bzw. Bewohnerinnen und Bewohnern.

Mitarbeitende, die sich eine neue Stelle in der Pflege suchen, haben vielfältige Motive und Bedürfnisse (Abb. 3.2). Diese lassen sich oft auf persönliche, berufliche und soziale Faktoren zurückführen. Arbeitgebende, die diese Bedürfnisse verstehen, können gezielt darauf eingehen, um passende Talente anzuziehen. Hier sind die wichtigsten Aspekte:

Die oben genannten Motive werden im Folgenden wie folgt erläutert:

Arbeitsbedingungen
Viele Pflegekräfte legen großen Wert auf bessere Arbeitsbedingungen, um Beruf und Privatleben optimal miteinander zu vereinbaren. Eine gute Work-Life-Balance wird durch flexible Schichtsysteme, planbare Arbeitszeiten und Möglichkeiten zur Vereinbarkeit von Familie und Beruf ermöglicht. Ebenso wichtig ist die Reduzierung von Stress, beispielsweise durch eine angemessene Personalbesetzung, klar strukturierte Aufgaben und weniger Bürokratie. Ergänzend dazu fördern ergo-

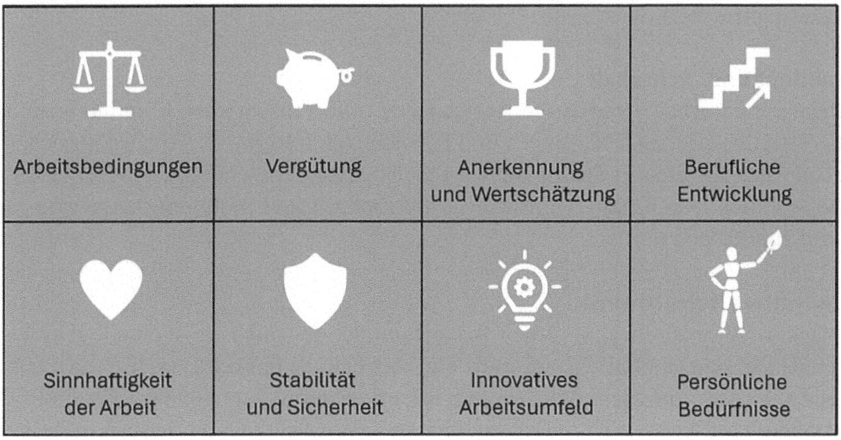

Arbeitsbedingungen	Vergütung	Anerkennung und Wertschätzung	Berufliche Entwicklung
Sinnhaftigkeit der Arbeit	Stabilität und Sicherheit	Innovatives Arbeitsumfeld	Persönliche Bedürfnisse

Abb. 3.2 Motive neuer Mitarbeitender

nomische Arbeitsplätze, Programme zur Stressbewältigung und Präventionsmaßnahmen gegen physische und psychische Überlastung die Gesundheit der Mitarbeitenden.

Vergütung
Pflegekräfte wünschen sich ein Gehalt, das der hohen Verantwortung und Belastung gerecht wird. Zusatzleistungen wie betriebliche Altersvorsorge, Zuschüsse zu Fahrtkosten oder Kinderbetreuung und Urlaubsgeld sind relevante Ergänzungen.

Anerkennung und Wertschätzung
Respekt, Lob und die Einbindung in Entscheidungen heben den Stellenwert der Pflegekräfte und fördern ihre Zufriedenheit. Pflegekräfte leisten jeden Tag unverzichtbare Arbeit unter herausfordernden Bedingungen und verdienen daher gesellschaftliche und berufliche Anerkennung. Eine Kultur der Wertschätzung stärkt das Selbstbewusstsein der Mitarbeitenden.

Berufliche Entwicklung
Berufliche Entwicklungsmöglichkeiten sind ein wichtiger Anreiz für Pflegekräfte, in einer Einrichtung zu arbeiten. Dazu zählen Weiterbildungen in spezialisierten Bereichen wie Intensivpflege oder Palliativmedizin, klare Karrierechancen etwa zur Stationsleitung oder Pflegedienstleitung sowie Unterstützung durch Mentoring- und Coaching-Programme.

Sinnhaftigkeit der Arbeit
Der Wunsch, anderen Menschen zu helfen, treibt die meisten Pflegekräfte an, weshalb sie Organisationen bevorzugen, die eine menschliche, patientenorientierte Pflege fördern und sich an ethischen Grundsätzen orientieren. Ein starker Teamgeist und eine unterstützende Arbeitsatmosphäre tragen zusätzlich zur Attraktivität eines Arbeitsplatzes bei.

Stabilität und Sicherheit
Pflegekräfte suchen langfristige Arbeitsplätze mit transparenter Kommunikation, die offen über Herausforderungen und Perspektiven informiert. Arbeitsplatzsicherheit und bietet in einem ohnehin sehr anspruchsvollen Beruf eine gewisse Planbarkeit und Stabilität. Sie schafft Vertrauen in die Zukunft und motiviert, langfristig im Beruf zu bleiben.

Innovatives Arbeitsumfeld
Ebenso wichtig ist ein innovatives Arbeitsumfeld, das moderne Technologien wie digitale Dokumentationssysteme nutzt und nachhaltige, umweltfreundliche Arbeitsweisen fördert, um den Arbeitsalltag zu erleichtern und zukunftsorientiert zu gestalten.

Persönliche Bedürfnisse
Schließlich spielen auch persönliche Bedürfnisse eine wichtige Rolle. Arbeitsplätze in der Nähe des Wohnorts minimieren Fahrtzeiten und Stress, während Flexibilität durch Teilzeitmöglichkeiten oder familienfreundliche Arbeitszeiten den individuellen Lebensphasen Rechnung trägt. Zusätzliche Unterstützung, wie Hilfe bei der Wohnungssuche für internationale Pflegekräfte oder bei einem Umzug, rundet das Angebot ab. Solche umfassenden Strategien machen Arbeitgebende in der Pflegebranche besonders attraktiv.

Zusammenfassend lässt sich sagen, dass Mitarbeitende, die sich einen neuen Job in der Pflege suchen, vor allem gute Arbeitsbedingungen, Wertschätzung und Perspektiven wollen. Arbeitgebende, die diese Bedürfnisse gezielt adressieren, schaffen nicht nur ein attraktives Angebot, sondern auch eine Umgebung, in der Pflegekräfte langfristig bleiben möchten. Ein offenes Ohr für die Wünsche der Mitarbeitenden und maßgeschneiderte Lösungen sind der Schlüssel, um sich im Wettbewerb um Pflegekräfte durchzusetzen und es den Bewerbenden erleichtern, sich für diese Einrichtung zu entscheiden.

Die Entscheidung, den Pflegeberuf zu wählen, ist somit von einer Vielzahl von Motiven geprägt. Wie diese Motive eingefärbt sind – ob positiv oder negativ – hängt jedoch von der einzelnen Person und deren inneren Haltung ab. (siehe auch Abschn. 1.3)

3.3 Wer passt menschlich und fachlich ins Team?

Die Auswahl neuer Mitarbeitender für ein Pflegeteam erfordert eine ausgewogene Betrachtung fachlicher Kompetenz und menschlicher Eignung. Ein harmonisches Zusammenspiel dieser Eigenschaften ist entscheidend, um ein funktionierendes und motiviertes Team zu schaffen. Hier sind die wichtigsten Kriterien:

Fachliche Eignung und Qualifikation
Die fachliche und menschliche Eignung sowie die Team-Kompatibilität und das Entwicklungspotenzial von Mitarbeitenden sind entscheidende Kriterien für den Erfolg in der Pflege. Im Bereich der fachlichen Qualifikationen bildet eine abgeschlossene Ausbildung als Pflegefachkraft, sei es in Altenpflege, Gesundheits- und Krankenpflege oder Kinderkrankenpflege, die Grundlage. Zusätzliche Spezialisierungen wie Kenntnisse in Palliativ- oder Intensivpflege sowie geriatrischer Betreuung können je nach Ausrichtung der Einrichtung vorteilhaft sein. Praxiserfahrung ist ein wertvoller Bonus, doch auch motivierte Berufseinsteigerinnen und -einsteiger mit Lernbereitschaft können überzeugen. Neben der Ausbildung zählen fachliche Stärken wie Handlungssicherheit bei pflegerischen Maßnahmen, Flexibilität im Umgang mit unterschiedlichen Patientenbedürfnissen und Vertrautheit mit digitalen Tools, die zunehmend in der Pflege eingesetzt werden.

Menschliche Eignung und persönliche Eigenschaften
Persönliche Eigenschaften wie Empathie, Teamfähigkeit und Belastbarkeit sind essenziell, um den oft stressigen und emotional anspruchsvollen Pflegealltag zu meistern. Verantwortungsbewusstsein und Kommunikationsfähigkeit, sowohl im Umgang mit Patientinnen und Patienten, Angehörigen als auch innerhalb des Teams, spielen eine zentrale Rolle. Darüber hinaus sind Werte wie Wertschätzung gegenüber älteren, kranken oder behinderten Menschen, Engagement für das Wohl der Patientinnen und Patienten und eine ausgeprägte Lernbereitschaft unerlässlich.

Team-Kompatibilität und soziale Integrationsfähigkeit
Jedes Pflegeteam hat eine eigene Dynamik, und neue Mitarbeitende sollten sowohl hinsichtlich ihrer Kommunikation als auch ihrer Arbeitsweise und Einstellung zur Teamkultur passen. Respekt für Vielfalt und soziale Intelligenz, einschließlich der Fähigkeit, Konflikte konstruktiv zu lösen und sich proaktiv in das Team zu integrieren, fördern ein harmonisches Arbeitsklima.

Entwicklungspotenzial und Flexibilität
Pflegekräfte, die eine langfristige Perspektive in der Einrichtung suchen und sich mit deren Werten identifizieren, sind eine Bereicherung. Interesse an Weiterbildungen und Offenheit für neue Arbeitsmethoden, insbesondere im Hinblick auf Digitalisierung oder moderne Pflegeansätze, tragen zur Weiterentwicklung des Teams bei und machen Mitarbeitende zu einer wertvollen Ressource für die Zukunft.

Neue Mitarbeitende passen ins Pflegeteam, wenn sie sowohl fachlich qualifiziert sind als auch menschlich zur Teamdynamik und den Werten der Einrichtung passen. Die ideale Kombination besteht aus soliden pflegerischen Fähigkeiten, Empathie, Teamgeist und einer positiven Einstellung. Eine sorgfältige Auswahl und ein gutes Onboarding sind entscheidend, um die Integration ins Team zu erleichtern und langfristigen Erfolg zu gewährleisten.

Wichtig ist bei der Auswahl, den Fokus mehr auf die Talente, Erfahrungen und Fähigkeiten der einzelnen Person zu richten; nicht: was muss sie oder er können, sondern was bringt sie oder er mit? Dieser Fakt kann auch bedeuten, dass eventuell Aufgaben und Zuständigkeiten im Team umgestellt werden müssen. Zielführend ist hier, wenn die Mitarbeitenden des bestehenden Teams gewohnt sind, flexibel zu agieren und innerlich veränderungsfähig zu sein. Die letzten Jahre im Pflegeberuf haben gezeigt, dass eine Veränderung keine Ausnahme darstellt, sondern der Normalzustand ist.

3.3 Wer passt menschlich und fachlich ins Team?

Inwiefern kann Profiling bei der Team-Integration unterstützen?
Profiling kann eine wertvolle Unterstützung bei der Integration neuer Mitarbeitender in ein Team sein. Sie helfen dabei, individuelle Stärken, Persönlichkeitsmerkmale und Präferenzen besser zu verstehen und die Zusammenarbeit im Team zu optimieren. Hier sind einige sinnvolle Profilings, die bei der Integration neuer Mitarbeitender hilfreich sein können:

1. Persönlichkeitsprofiling
Big Five Persönlichkeitsmodell:
Das Modell untersucht fünf Hauptdimensionen der Persönlichkeit:

- **Extraversion:** Wie kontaktfreudig oder zurückhaltend ist die Person?
- **Verträglichkeit:** Ist die Person teamorientiert und kompromissbereit?
- **Gewissenhaftigkeit:** Wie organisiert und zuverlässig ist die Person?
- **Emotionale Stabilität:** Wie geht die Person mit Stress und Herausforderungen um?
- **Offenheit für Erfahrungen:** Wie aufgeschlossen ist die Person für neue Ideen und Ansätze?

Dieses Profiling hilft, die Persönlichkeit der neuen Mitarbeitenden zu verstehen und zu prüfen, wie sie zur Teamdynamik passen.
MBTI (Myers-Briggs Type Indicator):
Der MBTI teilt Persönlichkeiten in 16 Typen ein, basierend auf Präferenzen wie:

- Introversion vs. Extraversion
- Denken vs. Fühlen
- Struktur vs. Flexibilität

Dieses Modell kann Einblicke in den Kommunikationsstil und die Arbeitsweise der neuen Mitarbeitenden geben.

2. Kompetenz- und Fähigkeitsprofiling
Fachliche Kompetenzen:
Eine Bewertung der fachlichen Fähigkeiten (z. B. Kenntnisse in speziellen Pflegebereichen, Umgang mit Technologien) stellt sicher, dass der Mitarbeitende die erforderlichen Qualifikationen mitbringt.
Soft Skills:
Soft Skills wie Teamfähigkeit, Konfliktlösung, Kommunikationsfähigkeit und Anpassungsfähigkeit sollten ebenfalls analysiert werden. Ein gezieltes Profiling kann helfen, diese Fähigkeiten einzuschätzen.

Methoden:

- **Assessment-Center:** Simulierte Pflegesituationen oder Rollenspiele können fachliche und soziale Kompetenzen in der Praxis zeigen.
- **Selbst- und Fremdeinschätzungsbögen:** Mitarbeitende schätzen ihre Stärken ein, und das Team gibt Feedback zu den beobachteten Fähigkeiten.

3. Teamrollen-Analyse
Belbin-Teamrollen-Modell:

Das Modell beschreibt neun verschiedene Rollen, die Menschen in Teams übernehmen können, z. B.:

- **Koordinator:** Organisiert und motiviert das Team.
- **Umsetzer:** Setzt Pläne effektiv in die Tat um.
- **Kreativer Denker:** Bringt innovative Ideen ein.
- **Teamarbeiter:** Fördert Harmonie und Zusammenarbeit.
- **Kritischer Analyst:** Prüft Ideen auf Realisierbarkeit.

Die Analyse hilft, die Rolle der neuen Mitarbeitenden im Team zu identifizieren und zu prüfen, wie sie oder er das bestehende Team ergänzen kann.

4. Werte- und Motivationsprofiling
Werteorientierungen:

Ein Profiling kann die Werte und Überzeugungen der neuen Mitarbeitenden aufzeigen, wie z. B.:

- Priorisierung von Patientenzentrierung oder Effizienz.
- Einstellung zu Teamarbeit und Hierarchien.
- Bedeutung von Work-Life-Balance oder beruflichem Erfolg.

Motivationsfaktoren:

Motivationsanalysen zeigen, was den neuen Mitarbeiter antreibt, z. B.:

- Anerkennung und Wertschätzung.
- Karriere- und Entwicklungsmöglichkeiten.
- Sinnstiftende Tätigkeiten.
- Finanzieller Anreiz.

5. Kommunikationsstil-Profiling
DISG-Modell:

Das DISG-Modell unterscheidet vier Kommunikationstypen:

- **Dominant:** Durchsetzungsstark und ergebnisorientiert.
- **Initiativ:** Begeisterungsfähig und teamorientiert.

- **Stetig:** Zuverlässig und auf Harmonie bedacht.
- **Gewissenhaft:** Detailorientiert und analytisch.

Dieses Profiling hilft, den bevorzugten Kommunikationsstil der neuen Mitarbeitenden zu verstehen und Konflikte zu vermeiden.

6. Stress- und Resilienzprofiling
Pflegeberufe sind oft mit hohem Stress verbunden. Ein Profiling kann helfen zu verstehen:

- Wie gut die Person mit Belastungen umgeht.
- Welche Strategien die Person zur Stressbewältigung nutzt.
- Welche Unterstützung die Person in schwierigen Situationen benötigt.

Tools wie der **Stress-Test nach Lazarus** oder Resilienz-Tests können dabei verwendet werden.

7. Kulturelle und emotionale Intelligenz
Kulturelle Anpassung:
Wenn Mitarbeitende aus unterschiedlichen kulturellen Hintergründen kommen, kann ein Profiling kultureller Intelligenz (CQ) helfen, die Integration zu erleichtern. Es bewertet die Fähigkeit, effektiv in kulturell diversen Teams zu arbeiten.
Emotionale Intelligenz (EQ):
Tests zu emotionaler Intelligenz bewerten die Fähigkeit der Mitarbeitenden:

- Eigene Emotionen und die der anderen zu erkennen.
- Konflikte empathisch zu lösen.
- Zwischenmenschliche Beziehungen zu stärken.

8. Praktische Umsetzung der Profilings
- **Freiwilligkeit:** Profilings sollten niemals verpflichtend sein und immer auf freiwilliger Basis durchgeführt werden.
- **Feedback und Transparenz:** Ergebnisse sollten offen kommuniziert und gemeinsam besprochen werden.
- **Integration in Einarbeitung:** Profiling-Ergebnisse können in Onboarding-Pläne integriert werden, um die Einarbeitung individuell zu gestalten.

Diese Auflistung an verschiedenen Profiling-Tools stellt eine Auswahl dar und soll die Bandbreite aufzeigen. Egal ob Profilings als Persönlichkeits-, Teamrollen- oder Motivationsanalysen, alles sind wertvolle Werkzeuge, um neue Mitarbeitende optimal ins Team zu integrieren. Sie fördern das Verständnis für individuelle Stärken und Bedürfnisse und erleichtern die Zusammenarbeit. Wichtig ist, diese Instrumente respektvoll und transparent einzusetzen, um ein positives und inklusives Arbeitsumfeld zu schaffen. Hier kann überlegt werden, ob das durch die interne Abteilung der Personalentwicklung oder dem Qualitätsmanagement durchgeführt werden soll oder ob es Sinn macht, einen externen Anbieter zur professionellen Unterstützung ins Haus zu holen.

3.4 Herausforderung: Generationen treffen aufeinander

In der Pflege treffen oft mehrere Generationen aufeinander, die sich durch unterschiedliche Werte, Erwartungen und Arbeitsweisen auszeichnen (Abb. 3.3). Ein harmonisches Miteinander dieser Altersgruppen ist essenziell, um ein produktives und angenehmes Arbeitsumfeld zu schaffen. Die Integration neuer Mitarbeitender erfordert daher ein bewusstes Management dieser Vielfalt.

Die verschiedenen Generationen, von den Babyboomern bis zur Generation Z, weisen jeweils spezifische Merkmale und Erwartungen im Berufsleben auf:

Die Babyboomer, geboren zwischen 1946 und 1964, zeichnen sich durch eine starke Loyalität gegenüber ihren Arbeitgebenden, ein ausgeprägtes Pflichtbewusstsein und eine hohe Belastbarkeit aus. Ihre langjährige Berufspraxis bringt umfassendes Wissen und Erfahrung mit sich. Im Arbeitsumfeld erwarten sie Respekt vor ihrer Expertise sowie verlässliche und stabile Strukturen. Obwohl sie weniger affin gegenüber der Digitalisierung sind, zeigen sie eine Bereitschaft, sich in diesem Bereich weiterzuentwickeln.

Merkmal	Baby-Boomer (1946-1964)	Generation X (1965-1980)	Generation Y (1981-1996)	Generation Z (1997-2012)
Werte und Einstellung	Loyalität, Pflichtbewusstsein, Belastbarkeit	Pragmatismus, Selbstständigkeit	Technologieaffinität, Sinnhaftigkeit, persönliche Entwicklung	Sicherheit, Werteorientierung, Nachhaltigkeit
Arbeitspräferenzen	Verlässliche Strukturen, Respekt vor Expertise	Flexible Arbeitszeiten, Karrieremöglichkeiten	Flexible Arbeitszeiten, flache Hierarchien, Freiräume	Klare Trennung von Beruf und Privatleben, Mentoring
Stärken im Beruf	Umfassendes Wissen und Erfahrung	Vermittlerrolle zwischen Generationen	Teamarbeit, schnelle Adaption an Neues	Digitale Kompetenz, Innovative Denkweise
Technologienutzung	Begrenzte Digitalisierung, Bereitschaft zur Weiterbildung	Frühe Adaption von Technologien	Smartphones, Social Media	Aufgewachsen mit digitalen Tools, VR/AR
Kommunikationsstil	Persönlich, Telefon	Direkt, E-Mail	Transparente Kommunikation, regelmäßiges Feedback	Kurze Videos, digitale Plattformen
Erwartungen im Beruf	Stabilität, Respekt vor Expertise	Effiziente Arbeitsabläufe, klare Strukturen	Unterstützung bei Weiterbildung, transparente Kommunikation	Strukturierte Einarbeitung, moderne Arbeitsumgebungen
Herausforderungen	Geringe Affinität zu digitalen Technologien	Balance zwischen älteren und jüngeren Kollegen	Wunsch nach regelmäßiger Wertschätzung und Feedback	Umgang mit hohen Ansprüchen an Flexibilität und Individualität

Abb. 3.3 Vergleich der Generationen

3.4 Herausforderung: Generationen treffen aufeinander

Die Generation X, geboren zwischen 1965 und 1980, ist geprägt von Pragmatismus und Selbstständigkeit. Sie legt großen Wert auf eine gesunde Work-Life-Balance und nimmt oft eine Vermittlerrolle zwischen älteren und jüngeren Kollegen ein. Ihre Erwartungen umfassen flexible Arbeitszeitmodelle, Karrieremöglichkeiten und Weiterbildung sowie effiziente Arbeitsabläufe und klare Strukturen.

Die Millennials, auch Generation Y genannt, geboren zwischen 1981 und 1996, sind durch ihre Technologieaffinität und Vernetzung charakterisiert. Sie legen großen Wert auf Sinnhaftigkeit im Beruf und persönliche Entwicklung. Gleichzeitig schätzen sie regelmäßiges Feedback und Wertschätzung. Sie erwarten transparente Kommunikation und flache Hierarchien, flexible Arbeitszeiten und Freiräume sowie Unterstützung bei ihrer Weiterbildung und Karriereplanung.

Die Generation Z, geboren zwischen 1997 und 2012, ist von Digitalisierung und sozialen Medien geprägt aufgewachsen. Sie strebt nach Sicherheit, schätzt jedoch auch Flexibilität. Klare Werteorientierung und Nachhaltigkeit im Job sind für sie besonders wichtig. Ihre Erwartungen umfassen eine strukturierte Einarbeitung und Mentoring, den Einsatz digitaler Tools und moderne Arbeitsumgebungen sowie eine klare Trennung von Berufs- und Privatleben.

Diese Unterschiede verdeutlichen, wie wichtig es ist, die jeweiligen Bedürfnisse und Präferenzen der Generationen zu berücksichtigen, um ein produktives und harmonisches Arbeitsumfeld zu schaffen.

Im Pflegealltag werden häufig die Denk-, Arbeits- und Kommunikations-Art der jeweils anderen Generationen kritisiert, anstatt auf das zu fokussieren, was wertvoll und sinnhaft an der Andersartigkeit ist. Hier bedarf es einer toleranten Sichtweise und einer Offenheit im Denken und Handeln.

Herausforderungen und Chancen bei der Integration neuer Mitarbeitender

Die Integration neuer Mitarbeitender bringt sowohl Herausforderungen als auch Chancen mit sich, insbesondere in einem generationenübergreifenden Arbeitsumfeld. Zu den Herausforderungen zählen Generationskonflikte, die durch unterschiedliche Ansichten über Arbeitsweisen und Prioritäten entstehen können und häufig zu Missverständnissen führen. Auch die unterschiedliche Nutzung von Technologien stellt eine Hürde dar, da jüngere Generationen meist technologieaffiner sind, während ältere Mitarbeiter eher an traditionellen Methoden festhalten. Zudem unterscheiden sich die Kommunikationsstile zwischen den Generationen, beispielsweise in der Art, wie Feedback gegeben oder Entscheidungen getroffen werden, was ebenfalls potenzielles Konfliktpotenzial birgt.

Gleichzeitig ergeben sich jedoch auch vielfältige Chancen aus der Zusammenarbeit verschiedener Generationen. Der Wissenstransfer spielt hierbei eine zentrale Rolle: Jüngere Mitarbeitende können von der langjährigen Erfahrung ihrer älteren Kolleginnen und Kollegen profitieren, während diese von den digitalen Kompetenzen der Jüngeren lernen können. Die Diversität innerhalb eines Teams fördert innovative Ansätze und eröffnet eine breite Vielfalt an Perspektiven sowie Lösungsansätzen. Schließlich kann ein bewusster Fokus auf die Förderung des Teamgeists das Zugehörigkeitsgefühl stärken und die Zusammenarbeit im Unternehmen nachhaltig verbessern.

Tipps zur Integration neuer Mitarbeitender je nach Generation
Die Integration neuer Mitarbeitender erfordert gezielte Maßnahmen, die sowohl generationsübergreifende als auch individuelle Ansätze berücksichtigen. Eine wirksame Strategie umfasst Mentoring-Programme, bei denen erfahrene Mitarbeitende neue Kolleginnen und Kollegen unterstützen und gleichzeitig von den frischen Perspektiven der jüngeren Generation profitieren. Teambuilding-Aktivitäten fördern den Austausch und stärken persönliche Beziehungen innerhalb des Teams. Darüber hinaus ist eine offene Feedbackkultur essenziell, um regelmäßige Gespräche und konstruktives Feedback an die Bedürfnisse der verschiedenen Generationen anzupassen.

Die individuelle Einarbeitung spielt ebenfalls eine zentrale Rolle. Hierbei ist es wichtig, auf die unterschiedlichen Anforderungen der Generationen einzugehen: Jüngere Mitarbeitende bevorzugen strukturierte Einarbeitungspläne und technische Unterstützung, während ältere Mitarbeitende persönliche Einführungsgespräche schätzen. Flexibilität in Arbeitszeitmodellen, die individuellen Bedürfnissen gerecht werden, kann die Integration erleichtern. Zudem helfen Schulungen, beispielsweise zu Digitalisierung oder Zeitmanagement, dabei unterschiedliche Kompetenzniveaus auszugleichen.

Generationsgerechte Ansprache
Auch Kommunikation und Wertschätzung sind entscheidend für eine erfolgreiche Integration. Eine generationsgerechte Ansprache ist dabei besonders wichtig: Babyboomer schätzen respektvolle, persönliche Gespräche, während Millennials und die Generation Z oft digitale Kommunikationswege bevorzugen. Anerkennung spielt ebenfalls eine große Rolle – während ältere Generationen Wert auf die Würdigung ihrer Erfahrung legen, erwarten jüngere Mitarbeitende häufig die Anerkennung innovativer Ideen. Klare und transparente Informationen zu Abläufen, Aufgaben und Erwartungen tragen dazu bei, Missverständnisse zu vermeiden und ein harmonisches Arbeitsklima zu schaffen.

Die Zusammenarbeit verschiedener Generationen in der Pflege bietet viele Chancen, birgt aber auch Herausforderungen. Eine bewusste Steuerung durch die Leitungskräfte, die auf die Bedürfnisse und Stärken der unterschiedlichen Altersgruppen eingeht, ist essenziell. Mit einer offenen Kommunikation, flexiblen Strukturen und einer auf Wertschätzung basierenden Kultur kann die Integration neuer Mitarbeitender erfolgreich gestaltet und das Team nachhaltig gestärkt werden.

3.5 Pflegepersonal aus dem Ausland onboarden

Wegen des Fachkräftemangels in Deutschland gibt es mittlerweile eine große Zahl an Bestrebungen sowie Erfahrungen, die Pflegefachkräfte und Pflegehilfskräfte aus dem Ausland zu rekrutieren.

Die Integration von Pflegekräften aus dem Ausland spielt bei der Bewältigung des Fachkräftemangels eine entscheidende Rolle. Aktuelle Daten zeigen, dass im Jahr 2023 etwa 16,2 % der Pflegekräfte in Deutschland aus dem Ausland stammen.

Herkunftsländer der Pflegekräfte
- **Ost- und Südeuropa:** Ein signifikanter Anteil der zugewanderten Pflegekräfte kommt aus osteuropäischen und südeuropäischen Ländern außerhalb der EU.
- **Philippinen:** Die Philippinen sind ein weiteres bedeutendes Herkunftsland für Pflegekräfte, die in den deutschen Arbeitsmarkt eintreten.
- **Drittstaaten:** Insgesamt arbeiten inzwischen mehr Pflegekräfte aus Drittstaaten (ca. 120.000) in Deutschland als aus der EU (ca. 90.000).

Das Onboarding ausländischer Kräfte stellt besondere Herausforderungen dar. Die Anerkennung ausländischer Berufsabschlüsse ist eine bedeutende Hürde, da die Ausbildungssysteme der Herkunftsländer sich von den deutschen Standards unterscheiden können. Zugewanderte Pflegekräfte müssen in vielen Fällen Weiterbildungen, Anpassungslehrgänge oder Prüfungen absolvieren, um ihre Qualifikationen anerkennen zu lassen. Zudem sind Sprachkenntnisse auf B2-Niveau des gemeinsamen Europäischen Referenzrahmens erforderlich, um als Fachkraft arbeiten zu können. Bis zum Nachweis dieses Sprachniveaus dürfen sie lediglich in Helferpositionen tätig sein.

Trotz Bemühungen, Pflegekräfte aus Ländern wie Brasilien zu rekrutieren, bleiben die Ergebnisse hinter den Erwartungen zurück. So wurden zwischen Anfang 2022 und Mitte 2024 lediglich 266 der jährlich geplanten 700 Pflegekräften aus Brasilien nach Deutschland vermittelt. Die Integration von Pflegekräften aus dem Ausland erfordert daher nicht nur die Anwerbung, sondern auch umfassende Maßnahmen zur Anerkennung von Qualifikationen, Sprachförderung und kulturellen Eingliederung, um den Herausforderungen des deutschen Pflegesystems gerecht zu werden.

Pflegepersonal aus dem Ausland onboarden: Erfolgsfaktoren und Strategien
Die Integration von Pflegepersonal aus dem Ausland ist eine wertvolle Möglichkeit, den Personalmangel in der Pflege zu bekämpfen. Dabei ist ein sorgfältig gestalteter Onboarding-Prozess entscheidend, um neue Mitarbeitende erfolgreich in die Organisation und das Team zu integrieren. Hier sind die wichtigsten Aspekte, die zu beachten sind:

Vorbereitung vor der Ankunft:
Vor der Ankunft neuer Mitarbeitender werden behördliche Anforderungen bearbeitet, darunter die Unterstützung bei der Anerkennung von Berufsabschlüssen, die Beantragung von Visa, Arbeitserlaubnissen und Aufenthaltsgenehmigungen sowie die Bereitstellung von Informationen zu gesetzlichen Regelungen im deutschen Gesundheitssystem. Gleichzeitig wird bei der Wohnungssuche geholfen – sei es durch die Unterstützung bei der Suche nach geeignetem Wohnraum oder die Bereitstellung von temporären Unterkünften. Um den Einstieg zu erleichtern, wird ein Willkommenspaket mit wichtigen Informationen zur Einrichtung, internen Prozessen und zur Arbeitsplatzkultur erstellt. Wenn möglich, werden diese Unterlagen in der Muttersprache der neuen Mitarbeiterin oder des neuen Mitarbeiters bereitgestellt. Zur sprachlichen Vorbereitung werden Sprachkurse

organisiert, die idealerweise bereits im Herkunftsland beginnen, und es wird die Nutzung von Online-Kursen oder Sprachlern-Apps gefördert.

Ankunft und Orientierung:

Nach der Ankunft findet ein strukturierter Orientierungsprozess statt. Ein Welcome Day wird organisiert, bei dem die neuen Mitarbeitenden das Team, die Führungskräfte und die Arbeitsumgebung kennenlernen sowie eine Einführung in die Unternehmenskultur und Werte erhalten. Ein Mentorenprogramm sorgt dafür, dass erfahrene Kolleginnen und Kollegen der neuen Mitarbeitenden bei der Einarbeitung helfen und als Ansprechpartner für Fragen zur Verfügung stehen. Diese Mentoren unterstützen auch bei kulturellen Unterschieden und fördern den Aufbau sozialer Kontakte. Darüber hinaus wird bei administrativen Aufgaben wie der Eröffnung eines Bankkontos, der Anmeldung beim Einwohnermeldeamt, der Krankenversicherung und der Registrierung bei berufsständischen Organisationen wie der Pflegekammer geholfen.

Sprachförderung:

Die sprachliche Förderung umfasst berufsspezifische Sprachkurse mit einem Fokus auf medizinische und pflegerische Fachbegriffe sowie Programme zur Verbesserung der Alltagssprache. Tandemprogramme mit Kolleginnen und Kollegen oder gemeinsame Freizeitaktivitäten fördern die Sprachfähigkeiten im Alltag. Sprachmentoren aus dem Team bieten zusätzliche Unterstützung im Arbeitsalltag.

Kulturelle Integration:

Die kulturelle Integration wird durch interkulturelle Schulungen gefördert. Diese richten sich sowohl an ausländische Mitarbeitende, um sie in die deutsche Arbeitskultur und die Erwartungen an Pflegekräfte einzuführen, als auch an bestehende Teammitglieder, um sie für kulturelle Unterschiede zu sensibilisieren. Zur sozialen Integration werden Team-Events und Freizeitaktivitäten organisiert, und es wird Unterstützung beim Aufbau eines sozialen Netzwerks, beispielsweise durch Kontakte zu Kollegen aus dem gleichen Herkunftsland, angeboten. Auf kulturelle und religiöse Bedürfnisse wie Feiertage oder spezielle Essensangebote in der Kantine wird Rücksicht genommen.

Fachliche Einarbeitung:

Die fachliche Einarbeitung beinhaltet Schulungen und Fortbildungen zu deutschen Pflegestandards, Dokumentationspflichten und Hygienevorschriften. Zudem werden die Mitarbeitenden bei der Vorbereitung auf die Kenntnisprüfung oder Anpassungslehrgänge unterstützt, falls die Berufsanerkennung noch nicht abgeschlossen ist. Eine praktische Begleitung durch erfahrene Pflegekräfte sowie regelmäßige Feedbackgespräche zur Überprüfung des Wissensstands und der Integration stellen sicher, dass die Einarbeitung erfolgreich verläuft. Digitale Tools wie E-Learning-Plattformen, Übersetzungs-Apps und andere digitale Hilfsmittel erleichtern den Einstieg.

Kontinuierliche Unterstützung:

In den ersten Monaten finden regelmäßige Feedbackgespräche statt, um Herausforderungen und Fortschritte zu besprechen sowie den Onboarding-Plan individuell anzupassen. Eine feste Ansprechperson in der Personalabteilung oder im

Team steht den neuen Mitarbeitenden bei persönlichen oder beruflichen Herausforderungen zur Seite. Langfristig wird die Integration durch Weiterbildungen und Karriereentwicklung gefördert, wobei die Anerkennung von Erfolgen die Motivation und Bindung stärkt.

Herausforderungen und Lösungen:
Herausforderungen wie Sprachbarrieren, kulturelle Unterschiede sowie Heimweh und soziale Isolation können den Eingliederungsprozess erschweren. Diesen wird durch regelmäßige Sprachkurse, individuelle Sprachförderung, Workshops zur interkulturellen Kompetenz und den Aufbau eines Unterstützungsnetzwerks begegnet, um eine erfolgreiche Integration der neuen Mitarbeitenden sicherzustellen.

Ein durchdachtes Onboarding von Pflegepersonal aus dem Ausland erfordert eine Kombination aus administrativer, fachlicher, sprachlicher und kultureller Unterstützung. Der Erfolg hängt maßgeblich davon ab, wie gut die neuen Mitarbeitenden auf ihre Aufgaben vorbereitet werden und wie willkommen sie sich im Team fühlen. Mit einem strukturierten und empathischen Ansatz profitieren nicht nur die neuen Pflegekräfte, sondern auch das gesamte Team und die Patientinnen und Patienten.

In Abschn. 4.2 finden Sie hierzu eine Checkliste.

Besonderheit: Motivationsphase im Herkunftsland
Bei neuen Mitarbeitenden aus dem Ausland ist der Integrationsphase meist eine sogenannte Motivationsphase vorne angestellt. Diese Motivationsphase beginnt schon im Herkunftsland, in dem vor Ort ein Bild vom deutschen Gesundheitswesen, den Aufgaben in der Pflege und der jeweiligen Einrichtung vermittelt wird. Meist wird hier mit Agenturen und Ansprechpersonen in den jeweiligen Ländern vor Ort zusammengearbeitet.

Aber nicht nur Bewerbende aus dem Ausland müssen auf die sprachlichen, kulturellen und pflegerischen Aufgaben vorbereitet werden. Auch im etablierten heimischen Pflegeteam muss die interkulturelle Kompetenz gefördert werden.

Interkulturelle Kompetenz ist für Pflegekräfte von entscheidender Bedeutung, da sie täglich sowohl mit Patientinnen und Patienten bzw. Bewohnerinnen und Bewohnern als auch mit Kolleginnen und Kollegen aus unterschiedlichen kulturellen Hintergründen arbeiten. Diese Fähigkeit umfasst das Verständnis und die Wertschätzung kultureller Unterschiede sowie die Fähigkeit, sich flexibel auf verschiedene Kommunikationsstile, Werte und Bedürfnisse einzustellen. Pflegekräfte mit interkultureller Kompetenz können respektvoll und empathisch auf individuelle Erwartungen eingehen und dadurch eine vertrauensvolle Beziehung zu den neuen Kolleginnen und Kollegen im Team aufbauen. Schulungen zur interkulturellen Sensibilisierung helfen, potenzielle Missverständnisse zu vermeiden, Vorurteile abzubauen und eine hochwertige, patientenorientierte Versorgung zu gewährleisten. So tragen interkulturell kompetente Pflegekräfte wesentlich zu einem harmonischen und effektiven Arbeitsumfeld bei.

3.6 Anforderungen an die Führungskraft

Anforderungen an die Leitungskräfte beim Onboarding neuer Pflegemitarbeiter

Leitungskräfte spielen eine zentrale Rolle im Onboarding-Prozess neuer Pflegemitarbeiter. Sie sind nicht nur für die fachliche Einarbeitung verantwortlich, sondern auch dafür, dass sich die neuen Mitarbeitenden schnell in das Team integrieren und eine positive Bindung zur Einrichtung aufbauen. Folgende Anforderungen werden dabei an Leitungskräfte gestellt (Abb. 3.4):

Eine erfolgreiche Integration neuer Mitarbeitender erfordert klare Kommunikation und sorgfältige Planung. Leitungskräfte müssen sicherstellen, dass die neuen Teammitglieder eine strukturierte Einführung in die Abläufe der Einrichtung erhalten. Dabei ist es entscheidend, klare Ziele und Erwartungen an die Arbeit und das Verhalten im Team zu kommunizieren. Regelmäßige Feedbackgespräche in den ersten Monaten ermöglichen es, Fortschritte zu überprüfen und mögliche Herausforderungen frühzeitig zu erkennen.

Ein wesentlicher Bestandteil des Onboardings ist die fachliche Einarbeitung. Leitungskräfte sollten die Qualifikationen neuer Mitarbeitender prüfen, um sicherzustellen, dass sie den Anforderungen entsprechen. Falls Fortbildungen notwendig sind, müssen diese organisiert werden. Detaillierte Einarbeitungspläne, die sowohl fachliche als auch organisatorische Aspekte abdecken, helfen, die Integration zu strukturieren. Gleichzeitig müssen Leitungskräfte sicherstellen, dass alle notwendigen Ressourcen und Materialien bereitgestellt werden, um einen reibungslosen Start zu gewährleisten.

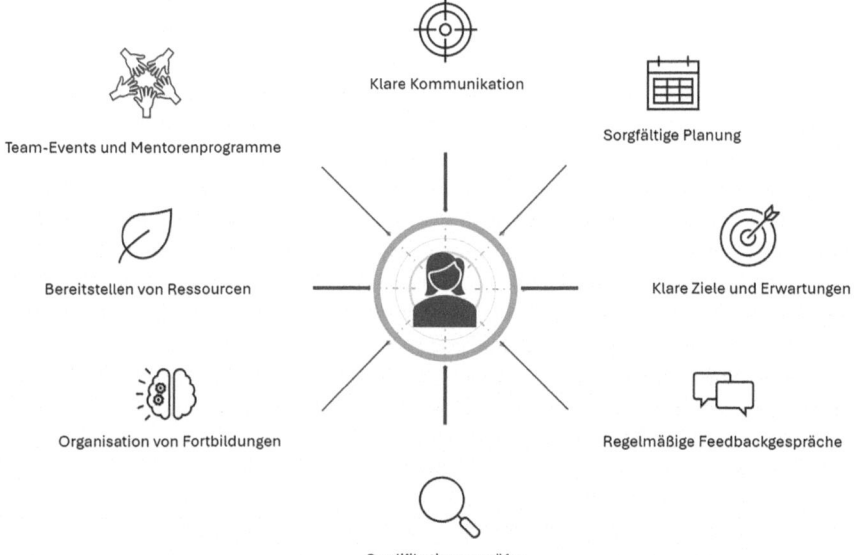

Abb. 3.4 Anforderungen an die Führungskräfte

Förderung des Teamzusammenhalts

Die Integration ins Team spielt ebenfalls eine entscheidende Rolle. Maßnahmen zur Förderung des Teamzusammenhalts, wie Team-Events oder Mentorenprogramme, können helfen, die neuen Mitarbeitenden ins Kollegium einzubinden. Dabei ist es wichtig, potenzielle Spannungen frühzeitig zu erkennen und durch effektives Konfliktmanagement zu lösen. Ein wertschätzendes Verhalten seitens der Leitungskräfte stärkt zudem die Motivation und Bindung der neuen Teammitglieder.

Bei der Integration von Pflegepersonal aus dem Ausland ist interkulturelle Kompetenz besonders gefragt. Sensibilität für kulturelle Unterschiede und deren respektvolle Berücksichtigung sind essenziell. Interkulturelle Schulungen für das bestehende Team und die neuen Mitarbeiter helfen, Missverständnisse zu vermeiden und die Zusammenarbeit zu fördern. Auch bei administrativen Aufgaben sollten Leitungskräfte Unterstützung anbieten. Dies umfasst Hilfe bei Behördengängen, etwa zur Anerkennung von Abschlüssen, sowie eine Orientierungshilfe bei organisatorischen Fragen wie Arbeitszeitregelungen oder Dienstplänen.

Förderung der beruflichen Entwicklung

Die Förderung der Weiterbildung und beruflichen Entwicklung ist ein weiterer Schlüssel zur erfolgreichen Integration. Individuelle Entwicklungspläne, die gemeinsam mit neuen Mitarbeitenden besprochen werden, sowie Perspektiven für die berufliche Weiterentwicklung tragen dazu bei, die Bindung an die Einrichtung zu stärken.

Vertrauen ist eine zentrale Voraussetzung für eine erfolgreiche Zusammenarbeit. Transparente Kommunikation und empathisches Verhalten der Leitungskräfte schaffen ein positives Arbeitsklima und geben neuen Mitarbeitenden Sicherheit. Gleichzeitig sollten Leitungskräfte regelmäßig den Erfolg des Onboardings evaluieren und Feedback von den neuen Mitarbeitern einholen. Diese Erkenntnisse können genutzt werden, um den Onboarding-Prozess kontinuierlich zu optimieren und zukünftige Einarbeitungen noch effektiver zu gestalten.

Leitungskräfte sind maßgeblich für den Erfolg des Onboardings verantwortlich. Ihre Aufgaben erfordern eine Kombination aus Fachkompetenz, sozialer Intelligenz, Kommunikationsstärke und organisatorischem Geschick. Ein gut strukturierter und empathischer Onboarding-Prozess trägt nicht nur zur Zufriedenheit und Bindung neuer Mitarbeitender bei, sondern stärkt auch die gesamte Teamdynamik.

Literatur

Beinschab C (2015) Generationen führen in der Pflege mit Fokus auf den älteren Mitarbeiter. Universität Graz.
Bundesagentur für Arbeit (2024) Arbeitsmarktsituation im Pflegebereich. Statistik Arbeitsagentur.
Bundesministerium für Gesundheit (2021) Pflegekräfte: Studie zur Zufriedenheit im Job. Bundesministerium für Gesundheit.
Fleischer W, Fleischer B, Monninger M (2021) Teamarbeit und berufsgruppenübergreifende Zusammenarbeit. Stuttgart: Kohlhammer Verlag.
https://www.destatis.de/DE/Presse/Pressemitteilungen/2024/01/PD24_033_23_12.html

https://www.pwc.de/de/gesundheitswesen-und-pharma/fachkraeftemangel-im-deutschen-gesundheitswesen-s2022.html

Institut für Arbeitsmarkt- und Berufsforschung (IAB) (2023) Arbeits- und Personalsituation in der Alten- und Krankenpflege. Forschungsbericht der IAB.

Maier C, Ludwig M, Köppen J, Kleine J, Busse R (2023) Das „Image" der Pflege: das Ansehen des Pflegeberufs in der Öffentlichkeit und bei Pflegefachpersonen. In: Krankenhaus-Report 2023. Wiesbaden: Springer Verlag.

North K, Reinhardt K, Sieber-Suter B (2018) Kompetenzmanagement in der Praxis: Mitarbeiterkompetenzen systematisch identifizieren, nutzen und entwickeln. Wiesbaden: Springer Gabler.

Pohl C (2011) Demografischer Wandel und der Arbeitsmarkt für Pflege in Deutschland. In: Modellrechnungen bis zum Jahr 2030. Fachportal Pädagogik.

Saum-Adlehoff T (2024) Big Five: Sich selbst und andere erkennen. Ostfildern: Verlagsgruppe Patmos.

Weilguny-Schöfl G (2023) Zusammenarbeit im Pflegeberuf über Generationen. Heidelberg: Springer Pflege.

Prozessuales Onboarding neuer Mitarbeitenden

4

Zusammenfassung

Dieses Kapitel thematisiert, wie ein strukturiertes Onboarding diesen Prozess unterstützt: von der ersten Orientierung über das Ankommen im Team bis hin zur langfristigen Zufriedenheit im Arbeitsalltag. Ein durchdachtes Einarbeitungskonzept hilft nicht nur, neue Kolleginnen und Kollegen effizient in ihre Aufgaben einzuführen, sondern stärkt auch ihr Wohlbefinden und ihre Bindung an das Unternehmen. Wesentlich ist ein individuell abgestimmter Einarbeitungsplan, der die neuen Mitarbeitenden schrittweise in ihre Aufgaben einführt. Dabei sollten erfahrene Pflegekräfte als Mentorinnen und Mentoren fungieren, um Wissen praxisnah zu vermitteln und Fragen zu beantworten. Ebenso wird das Paten-Modell als möglicher Erfolgsgarant thematisiert. Regelmäßige Feedbackgespräche während der Einarbeitungsphase helfen, Unsicherheiten zu klären und den Fortschritt zu bewerten. Das Ziel eines prozessualen Onboardings ist es, Neue nicht nur fachlich zu integrieren, sondern auch emotional im Team (siehe Kap. 5) zu verankern.

4.1 Bedeutung des prozessualen Onboardings

Onboarding ist ein Begriff, der in der Personalwirtschaft verwendet wird und den strukturierten Prozess der Eingliederung neuer Mitarbeitenden in ein Unternehmen bzw. eine Einrichtung beschreibt. Ziel des Onboardings ist es, neuen Kolleginnen und Kollegen den Einstieg in die Organisation zu erleichtern, sie mit den Arbeitsabläufen und der Unternehmenskultur vertraut zu machen und sie möglichst schnell in die Lage zu versetzen, produktiv und motiviert mitzuwirken.

Das Wort „Onboarding" stammt aus dem Englischen und setzt sich aus „on board" („an Bord") und dem Suffix „ing" zusammen. Wörtlich übersetzt bedeutet es, jemanden „an Bord zu holen". Ursprünglich wurde der Begriff in der Luftfahrt und Schifffahrt verwendet, bevor er in die Personalentwicklung übernommen wurde. Heute steht er für die systematische Einarbeitung und Integration neuer Mitarbeitenden.

Zielsetzung des Onboardings
Das Onboarding hat mehrere Ziele:

1. **Fachliche Integration**: Neue Mitarbeitende sollen die notwendigen Kompetenzen und Kenntnisse erhalten, um ihre Aufgaben erfolgreich auszuführen. Dazu gehören Schulungen, Einweisungen in spezifische Prozesse und der Zugang zu wichtigen Informationen.
2. **Soziale und emotionale Integration**: Durch die Schaffung von Kontaktmöglichkeiten mit Teammitgliedern und Vorgesetzten sollen sich neue Mitarbeitende als Teil des Teams fühlen. Ein guter sozialer Einstieg erhöht die Motivation und fördert die Zusammenarbeit.
3. **Kulturelle Integration**: Neue Teammitglieder lernen die Werte, Normen und Verhaltensweisen der Organisation kennen. Die Vermittlung der Unternehmenskultur ist essenziell, damit sich die Neuen mit der Einrichtung identifizieren können.
4. **Möglichst schnelle Produktivität**: Ein strukturiertes Onboarding sorgt dafür, dass Mitarbeitende schnell in der Lage sind, einen Beitrag zum Unternehmenserfolg zu leisten und sich gut im Team einzufinden.

Ein durchdachter prozessualer Onboarding-Prozess besteht aus mehreren Phasen (Abb. 4.1). Die Vorbereitung beginnt bereits vor dem ersten Arbeitstag, indem alle notwendigen Maßnahmen getroffen werden, wie etwa die Bereitstellung von Arbeitsmaterialien, die Einrichtung technischer Zugänge und die Planung des ersten Tages. (siehe Abschn. 4.2 Preboarding).

Am ersten Arbeitstag selbst ist ein herzliches Willkommen entscheidend, um den neuen Mitarbeitenden einen positiven ersten Eindruck zu verschaffen. Eine strukturierte Einführung und die Vorstellung des Teams sind dabei wichtige Bestandteile. (siehe Abschn. 4.3).

In den darauffolgenden Wochen oder Monaten erfolgt die systematische Schulung in die Arbeitsprozesse. Dabei unterstützen in dieser sogenannten Probezeit Mentoren oder Paten, die als Ansprechpartner dienen. Regelmäßige Feedbackgespräche während dieser Phase helfen, den Fortschritt zu überprüfen, Unsicherheiten zu beseitigen und Verbesserungspotenziale im Onboarding-Prozess zu identifizieren. (siehe Abschn. 4.4)

4.1 Bedeutung des prozessualen Onboardings

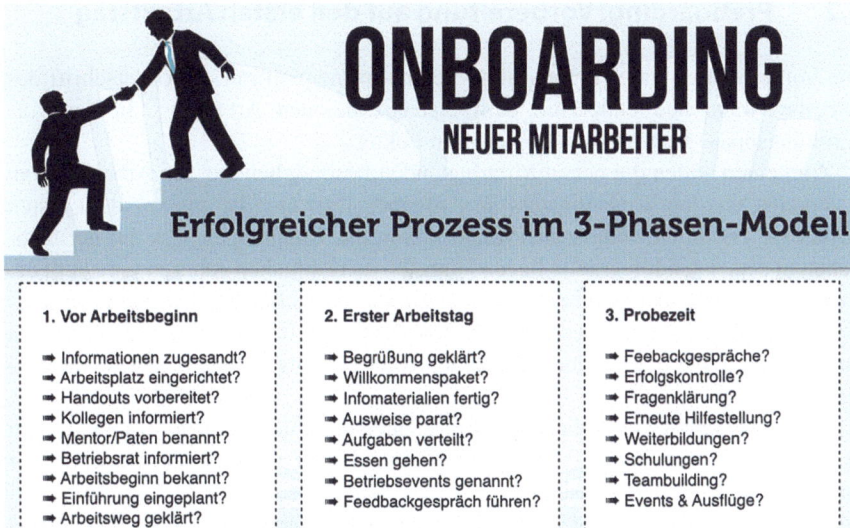

Abb. 4.1 3-Phasen-Modell im Onboarding. (Übernommen aus Karrierebibel)

Diese drei Phasen sind in der folgenden Abbildung dargestellt:

Ein gut durchgeführter Onboarding-Prozess bringt für Unternehmen zahlreiche Vorteile. Er stellt weit mehr dar als eine bloße Einarbeitung. Hier wird die Grundlage für eine langfristige und erfolgreiche Zusammenarbeit gelegt. Unternehmen, die in ein strukturiertes und professionelles Onboarding investieren, profitieren von einer höheren Bindung der Mitarbeitenden und einer reduzierten Fluktuation. Mitarbeitende, die sich von Beginn an gut integriert fühlen, bleiben dem Unternehmen in der Regel länger treu. Darüber hinaus können neue Teammitglieder schneller produktiv arbeiten, da ihnen klare Strukturen und Erwartungen vermittelt werden, was die Effektivität und Effizienz steigert. Ein durchdachter Onboarding-Prozess trägt zudem zur Stärkung der Unternehmenskultur bei, da er zeigt, dass das Unternehmen Wert auf seine Mitarbeitenden und eine positive Arbeitsatmosphäre legt.

Auch für die Mitarbeitenden selbst bietet ein strukturiertes Onboarding zahlreiche Vorteile. Der Einstieg in ein neues Unternehmen wird erleichtert, da sie sich von Anfang an willkommen und wertgeschätzt fühlen. Dies fördert das Vertrauen in das neue Arbeitsumfeld und stärkt die Identifikation mit dem Unternehmen. Ein positives Onboarding-Erlebnis unterstützt zudem den Aufbau von sozialen Netzwerken im Unternehmen, was das Zugehörigkeitsgefühl verstärkt und den Integrationsprozess beschleunigt. Mitarbeitende erhalten von Beginn an die nötige Orientierung, um ihre Aufgaben sicher und selbstbewusst zu bewältigen, was ihre Motivation und ihr Engagement langfristig fördert.

4.2 Preboarding: Vorbereitung auf den ersten Arbeitstag

Die Vorbereitungsphase (Preboarding) beginnt prinzipiell mit der Unterschrift des Arbeitsvertrags und endet mit dem ersten offiziellen Arbeitstag. In der Vorbereitungsphase stehen zwei Aufgaben im Fokus.

Zum einen sollen die neuen Mitarbeitenden bestmöglich auf den Arbeitsbeginn vorbereitet werden. Eine Vielzahl an Aufgaben lässt sich bereits vor dem ersten Arbeitstag erledigen, sodass mit Arbeitsbeginn das Hauptaugenmerk auf der fachlichen und sozialen Integration liegen kann. Zu den Aufgaben gehören vor allem die Administration und Organisation, etwa die zur Anstellung gehörenden vertraglichen und arbeitsrechtlichen Formalitäten. Auch die Beschaffung der benötigten Arbeits-Ausstattung und Dienstkleidung sollte bereits in dieser Phase organisiert werden.

Zum anderen ist die Preboarding-Phase auch dazu da, die Früh-Fluktuation zu vermeiden. Trotz erfolgter Vertragsunterschrift haben viele Arbeitnehmende vor Antritt eines neuen Jobs Unsicherheiten. War der Jobwechsel die richtige Entscheidung? War die Einrichtung die beste Wahl? Und werde ich im Team gut aufgenommen?

Um offene Fragen zu beantworten und sämtliche Unsicherheiten abzubauen, ist es wichtig, in regelmäßigem Kontakt zu den Neustartenden zu stehen.

Checkliste: Preboarding für neue Mitarbeitende in der Pflege
Hier eine Checkliste, welche Vorbereitungen getroffen werden können bzw. sollten:

1. **Administrative Vorbereitung**
   ☐ Arbeitsvertrag und alle relevanten Unterlagen frühzeitig zusenden.
   ☐ Bestätigung der Arbeitszeit, des ersten Arbeitstags und der Ansprechpartner.
   ☐ Erstellen eines individuellen Einarbeitungsplans.
   ☐ Bereitstellung von Informationen zu Kleidungsvorschriften, Arbeitsmaterialien und Hygienestandards.
2. **Technische Vorbereitung**
   ☐ Bereitstellung von Zugangsdaten (z. B. für Zeiterfassungssysteme oder E-Learning-Plattformen, Intranet, Email-Signatur).
   ☐ Vorbereitung der Arbeitsmaterialien wie Namensschild, Dienstkleidung und benötigte technische Geräte.
   ☐ Einrichtung eines Arbeitsplatzes oder Zugangs zu benötigten Räumen (z. B. Schwesternzimmer, Medikamentenschränke).
3. **Information und Kommunikation**
   ☐ Begrüßungsmail oder -brief mit Willkommensgruß und organisatorischen Informationen.
   ☐ Vorstellung des Teams und der direkten Vorgesetzten, z. B. durch eine Teamübersicht mit Fotos und Kontaktdaten.
   ☐ Weiterleitung eines Leitfadens für neue Mitarbeitende (z. B. Pflegeleitlinien oder interne Richtlinien).

4. **Soziale Integration**
   - ☐ Benennung einer Patin oder eines Paten als persönliche Ansprechperson. (siehe auch Abschn. 4.5)
   - ☐ Einladung zu informellen Treffen oder virtuellen Kennenlernrunden vor dem Arbeitsbeginn.
   - ☐ Bereitstellung von Informationen zu Unternehmenskultur und Teamaktivitäten.
   - ☐ Vorstellung in Social Media
5. **Organisatorische Maßnahmen**
   - ☐ Anmeldung zu verpflichtenden Schulungen (z. B. Hygiene, Erste Hilfe, Notfallmanagement, Arbeitssicherheit).
   - ☐ Planung von Rundgängen in der Einrichtung (z. B. Räumlichkeiten und Notausgänge).
   - ☐ Sicherstellen, dass alle arbeitsrechtlichen Dokumente (z. B. Gesundheitszeugnis, Impfstatus) vorliegen.
6. **Willkommenskultur fördern**
   - ☐ Persönliche Begrüßung durch die Leitung am ersten Tag ankündigen.
   - ☐ Willkommenspaket vorbereiten (z. B. mit Arbeitsmaterialien, einem Leitfaden und kleinen Aufmerksamkeiten).
   - ☐ Kommunikation der Bedeutung der neuen Rolle für das Team und die Einrichtung.

Ein strukturierter und herzlicher Preboarding-Prozess vermittelt neuen Mitarbeitenden Wertschätzung, reduziert Unsicherheiten und schafft eine solide Basis für den Einstieg in die Pflege.

4.3 Phase des Kennenlernens

Mit dem ersten Arbeitstag beginnt die sogenannte Orientierungs- oder auch Forming-Phase im Team (siehe hierzu Teamuhr in Abschn. 1.4). Diese erstreckt sich über die ersten Wochen bis etwa 3 Monate. Wie der Name bereits sagt, geht es in dieser Phase darum, dass sich die Neuen möglichst schnell in der neuen Umgebung zurechtfinden und willkommen fühlen. Was bietet das Unternehmen im Detail an? Mit wem werde ich künftig zusammenarbeiten? Und wo finde ich wichtige Informationen und Hilfe? In der Orientierungsphase sollten Antworten auf alle Fragen dieser Art geliefert werden.

Um die Grundlage für eine erfolgreiche fachliche Einarbeitung zu legen, muss den Onboardees in der Orientierungsphase das nötige Wissen vermittelt werden.

Die Forming-Phase
In der Forming-Phase ist es wichtig, dass das neue Teammitglied herzlich aufgenommen wird und die Möglichkeit hat, die anderen Teammitglieder kennenzulernen. Dies ist eine Zeit des Kennenlernens, in der neue Mitarbeitende noch keine klaren Vorstellungen von den internen Arbeitsprozessen und der Dynamik im Team haben. In dieser Phase sollte der Fokus auf einer offenen, freundlichen Kommunikation liegen, um Unsicherheiten zu beseitigen.

Folgende Maßnahmen können hier hilfreich sein:

- **Einführungsveranstaltungen**: Bieten Sie neuen Mitarbeitenden eine strukturierte Einführung in das Unternehmen und das Team. Stellen Sie sicher, dass er oder sie wichtige Informationen zu den Arbeitsabläufen, dem Unternehmensleitbild, den Zielen und der Teamkultur erhält.
- **Mentoring/Patenmodell**: Erfahrene Mitarbeitende können als Mentorinnen und Mentoren bzw. Patinnen und Paten fungieren (Paten-Modell siehe Abschn. 4.5) und den neuen Teammitgliedern helfen, sich schnell zurechtzufinden. Die Mitarbeitenden in Unterstützungsunktion können Fragen beantworten, das Team vorstellen und Orientierung bieten.
- **Offene Kommunikation**: Geben Sie den neuen Mitarbeitenden Raum, um Fragen zu stellen, und ermutigen Sie die Teammitglieder, sich vorzustellen und ihre Rollen im Team zu erklären.

Für eine soziale Integration wird die Grundlage während der Orientierungsphase gelegt. Damit sich die neuen Mitarbeitenden ein besseres Bild vom Aufbau und den Besonderheiten der Einrichtung machen können, ist es hilfreich, dass sich die einzelnen Bereiche in kurzen Einführungsveranstaltungen vorstellen. So können Kolleginnen und Kollegen von Beginn an einfacher zugeordnet werden. Um die Personen, mit denen man in Zukunft häufiger zusammenarbeitet, besser kennenzulernen, bieten sich 1:1-Gespräche in entspannter Atmosphäre ohne konkrete Agenda an.

Ein Onboarding- bzw. Einarbeitungsplan ist ein hilfreiches Tool, um bei der Orientierung zu helfen. Im Onboarding-Plan finden sich detaillierte Informationen darüber, wann welche Aufgaben anstehen. Er ist so gestaltet, dass eine optimale Einarbeitung gewährleistet ist. Zusätzlich bekommen die Onboardees so schnell eine Übersicht über die kommenden Wochen und Monate. Das Wichtigste in dieser Zeit ist die klare, kontinuierliche und transparente Kommunikation. In einem Einführungsgespräch gilt es nicht nur zu klären, was die gegenseitigen Erwartungen an die neuen Mitarbeitenden sind und was ihre Aufgabenbereiche sind, sondern auch an wen sie sich bei Fragen oder Problemen wenden können.

Die Storming-Phase

Nach der Forming-Phase und damit der Phase des Kennenlernens folgt die Storming-Phase, in der es darum geht, Rollen zu klären und erste Meinungsverschiedenheiten zu bewältigen.

Im Onboarding-Prozess zeigt sich die Storming-Phase oft daran, dass neue Mitarbeitende beginnen, ihren Platz im Team zu finden. Nach der anfänglichen Orientierungsphase treten erste Unsicherheiten oder Herausforderungen auf. Neue Teammitglieder hinterfragen möglicherweise bestehende Arbeitsweisen oder Teamstrukturen, während sich das bestehende Team auf die Veränderungen einstellt. Diese Phase ist wichtig, um Erwartungen abzugleichen, Rollen zu definieren und ein gemeinsames Verständnis für die Zusammenarbeit zu entwickeln.

Die Storming-Phase ist für neue Teammitglieder oft herausfordernd, da sie mit etablierten Arbeitsweisen und Gruppenstrukturen konfrontiert werden. Hier können Konflikte auftreten, wenn sich das neue Teammitglied nicht in die bestehende Gruppe einfügt. Es ist entscheidend, dass diese Konflikte konstruktiv angesprochen und gelöst werden, um die spätere Zusammenarbeit zu fördern.

Sinnvolle Maßnahmen sind hier:

- **Konfliktmanagement**: Stellen Sie sicher, dass Konflikte offen angesprochen werden können, ohne dass negative Auswirkungen auf das Teamklima entstehen. Dies kann durch regelmäßige Feedbackrunden oder Teambesprechungen erfolgen.
- **Klare Rollen und Erwartungen**: Definieren Sie von Anfang an klar die Erwartungen an die neuen und bestehenden Teammitglieder. Dies hilft, Missverständnisse zu vermeiden und sorgt für mehr Klarheit.
- **Teambuilding-Aktivitäten**: Organisieren Sie Aktivitäten, die das gegenseitige Verständnis und die Zusammenarbeit im Team fördern. Gemeinsame Projekte oder informelle Treffen können dabei helfen, das Vertrauen zwischen den Teammitgliedern zu stärken.

Im nächsten Schritt folgt nach dem Modell der Teamentwicklungsphasen von Bruce Tuckman (siehe Abschn. 1.4) typischerweise die sogenannte Norming-Phase, die die Eingewöhnung und Etablierung von Prozessen umfasst.

Die Norming-Phase

In der Norming-Phase sind die Teammitglieder zunehmend mit den Arbeitsprozessen und der Teamdynamik vertraut. Für neue Mitarbeitende ist dies eine Zeit der Eingewöhnung, in der sie eine aktive Rolle im Team übernehmen. Die Etablierung gemeinsamer Normen und Werte sorgt dafür, dass das Team als Ganzes effektiv zusammenarbeiten kann.

Mögliche Maßnahmen sind:

- **Einführung in Arbeitsprozesse:** Achten Sie darauf, dass neue Mitarbeitende schnell in die etablierten Arbeitsprozesse integriert werden. Dies umfasst die Verwendung von Arbeitsmitteln, Software, Kommunikationswegen und anderen wichtigen Tools.
- **Förderung der Selbstständigkeit**: Geben Sie den neuen Mitarbeitenden zunehmend Verantwortung und Aufgaben, die zu seiner Rolle und seinen Stärken passen. Dies fördert das Vertrauen und die Eigeninitiative.
- **Feedback und Unterstützung**: Geben Sie regelmäßig konstruktives Feedback und bieten Sie Unterstützung an, falls die neuen Teammitglieder bei der Integration noch Herausforderungen spüren.

Performing-Phase
Als letzte Phase folgt die Performing-Phase, in der die langfristige effektive Zusammenarbeit im Vordergrund steht. In der Leistungsphase arbeitet das Team effektiv und zielgerichtet zusammen. Neue Mitarbeitende haben sich vollständig integriert und tragen aktiv zum Erfolg des Teams bei. In dieser Phase ist es wichtig, neue Mitarbeitende weiter zu fördern und sicherzustellen, dass sie weiterhin die Möglichkeit haben, zu wachsen und sich zu entwickeln.

Maßnahmen, die diesen Prozess unterstützen sind:

- **Regelmäßige Reflexion und Weiterbildung:** Bieten Sie den neuen Mitarbeitenden Möglichkeiten zur Weiterentwicklung, sei es durch Schulungen, Fortbildungen oder Mentoring.
- **Anerkennung und Wertschätzung**: Erkennen Sie die Beiträge der neuen Mitarbeitenden an und würdigen Sie die Fortschritte, die sie gemacht haben.
- **Förderung der Eigenverantwortung**: Ermutigen Sie neue Teammitglieder, eigene Ideen einzubringen und Initiative zu zeigen, um das Team voranzubringen.

Die Integration neuer Mitarbeiter in ein bestehendes Team ist ein komplexer Prozess, der durch das genannte strukturierte Vorgehen erleichtert und professionalisiert werden kann.

4.4 Feedbackgespräche für die erfolgreiche Integration

Wenn die neuen Mitarbeitenden gut angekommen sind, ist es wichtig, ihre Integration dauerhaft im Blick zu haben. Die nachhaltige Integration dient dazu, die neuen Mitarbeitenden sukzessive mit mehr Verantwortung und der Übernahme von Eigeninitiative betrauen zu können. Im Vordergrund dieser Phase steht die Wissensvermittlung durch Vorgesetzte und Teammitglieder. Trainings ergänzt um Schulungen und Workshops sorgen in dieser Phase nicht nur für einen sicheren Umgang bei den täglichen Aufgaben, sondern fördern darüber hinaus die fachliche Weiterentwicklung.

4.4 Feedbackgespräche für die erfolgreiche Integration

Regelmäßige Feedbackgespräche

Die Kommunikation spielt hier eine wichtige Rolle. Dazu gehört vor allem eine gesunde Feedbackkultur mit regelmäßigen Feedback-Gesprächen. Dies ist ein zentraler Bestandteil eines erfolgreichen Onboarding-Prozesses, insbesondere in der Pflege. Der Einstieg in ein neues Arbeitsumfeld stellt Pflegekräfte vor besondere Herausforderungen, wie den Umgang mit komplexen Pflegeanforderungen, neue Dokumentationssysteme und den Aufbau sozialer Beziehungen im Team. Feedback hilft dabei, Unsicherheiten zu minimieren, Lernprozesse zu fördern und eine offene Kommunikationskultur zu etablieren. Im Einzelnen bedeutet dies:

- **Orientierung und Sicherheit**

Feedbackgespräche geben neuen Mitarbeitenden Orientierung, indem sie Rückmeldung darüber erhalten, ob sie die Erwartungen erfüllen und in welche Richtung sie sich weiterentwickeln können. Gerade in der Pflege, wo Fehler gravierende Folgen für die Gesundheit anderer Menschen haben können, ist eine frühzeitige und klare Rückmeldung essenziell, um Unsicherheiten abzubauen.

- **Förderung von Lern- und Entwicklungsprozessen**

Pflegekräfte müssen in kurzer Zeit eine Vielzahl neuer Kenntnisse und Fähigkeiten erwerben, von technischen Abläufen bis hin zu sozialen Kompetenzen. Regelmäßiges Feedback gibt die Möglichkeit, Stärken anzuerkennen und bewusst zu machen und gezielte Entwicklungsfelder aufzuzeigen.

- **Motivation und Wertschätzung**

Durch konstruktives Feedback fühlen sich neue Mitarbeitende wertgeschätzt und wahrgenommen. Lob und Anerkennung für erste Erfolge steigern das Selbstvertrauen und die Motivation. Gleichzeitig signalisiert eine regelmäßige Rückmeldung, dass das Unternehmen die Entwicklung der Mitarbeitenden aktiv begleitet und unterstützt.

- **Früherkennung von Herausforderungen**

Feedbackgespräche bieten Raum, um mögliche Schwierigkeiten oder Unsicherheiten frühzeitig zu identifizieren. Neue Mitarbeitende können offen ihre Fragen und Anliegen äußern, während Führungskräfte gezielt Unterstützung anbieten. Dies verhindert Frustration und reduziert das Risiko von Fehlentscheidungen.

- **Integration in die Unternehmenskultur**

Regelmäßiges Feedback hilft neuen Pflegekräften, die Werte und Normen der Einrichtung besser zu verstehen und sich damit zu identifizieren. Es schafft zudem eine vertrauensvolle Atmosphäre, in der sich die Neuen als Teil des Teams fühlen.

- **Stärkung der langfristigen Bindung**

Mitarbeitende, die regelmäßiges Feedback erhalten, fühlen sich stärker mit ihrer Einrichtung verbunden. Sie erleben, dass ihre Arbeit wahrgenommen und geschätzt wird, was die Wahrscheinlichkeit erhöht, dass sie langfristig im Unternehmen bleiben.

Regelmäßiges Feedback ist im Onboarding neuer Pflegekräfte unverzichtbar. Es dient nicht nur der fachlichen und sozialen Integration, sondern stärkt auch die Motivation, Zufriedenheit und Bindung der Mitarbeitenden. Einrichtungen, die auf strukturierte Feedbackprozesse setzen, schaffen ein unterstützendes Umfeld, in dem sich neue Pflegekräfte sicher und wertgeschätzt fühlen.

Wie laufen strukturierte Feedbackgespräche mit neuen Pflegemitarbeitenden ab?

Feedbackgespräche mit neuen Mitarbeitenden in der Pflege sind strukturierte und zielgerichtete Gespräche, die darauf abzielen, Orientierung zu geben, Entwicklungsbedarfe zu erkennen und die Integration in das Team zu fördern. Ein gut organisiertes Feedbackgespräch folgt einer klaren Struktur (Abb. 4.2), um eine wertschätzende und produktive Atmosphäre zu gewährleisten. Hier eine strukturierte Vorgehensweise für die Leitungskräfte:

1. **Vorbereitung auf das Gespräch**
   - Klärung der Ziele: Vor dem Gespräch sollte festgelegt werden, welche Themen besprochen werden, z. B. fachliche Leistungen, soziale Integration oder organisatorische Herausforderungen.
   - Sammeln von Beobachtungen: Führungskräfte oder Patinnen und Paten sollten konkrete Beispiele für Stärken und Verbesserungsmöglichkeiten notieren.
   - Rahmenbedingungen schaffen: Das Gespräch sollte in einem ruhigen, störungsfreien Raum stattfinden und ausreichend Zeit einplant sein (ca. 30–60 min).

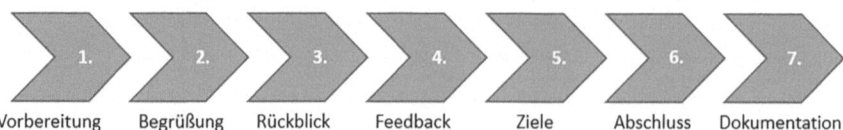

Abb. 4.2 Struktur erfolgreicher Feedbackgespräche

2. **Begrüßung und Einstieg**
   - Das Gespräch beginnt mit einer freundlichen Begrüßung und einer kurzen Einleitung, in der der Zweck des Feedbackgesprächs erklärt wird (z. B. Reflexion der bisherigen Einarbeitung und Unterstützung bei der weiteren Entwicklung).
   - Ziel ist es, eine entspannte und vertrauensvolle Atmosphäre zu schaffen.
3. **Rückblick auf die bisherige Zeit**
   - Fragen an die Mitarbeitenden: Die neuen Mitarbeitenden werden ermutigt, ihre Erfahrungen zu teilen. Typische Fragen könnten sein:
     „Wie empfinden Sie Ihre Einarbeitung bisher?"
     „Welche Herausforderungen gibt es, bei denen Sie Unterstützung benötigen?"
     „Was gefällt Ihnen bisher besonders gut?"
   - Wahrnehmungen des Teams einbringen: Feedback vom Team oder Patientinnen und Patienten kann genutzt werden, um ein umfassenderes Bild zu vermitteln.
4. **Feedback geben und erbitten**
   - Feedback nach dem Sandwich-Modell: Beginnen Sie das Gespräch mit einer anerkennenden Bemerkung – zum Beispiel: „Ihre schnelle Auffassungsgabe im Umgang mit Patientinnen und Patienten ist beeindruckend." Darauf folgt der konstruktive Teil, bei dem Sie mithilfe von Ich-Botschaften konkrete Beobachtungen und deren Wirkung schildern. So könnten Sie sagen: „Mir ist aufgefallen, dass die Dokumentation der Pflegeprozesse teilweise verzögert erfolgt, was zu organisatorischen Herausforderungen führt. Ich wünsche mir, dass alle Angaben künftig zeitnah erfolgen. Falls Sie hierzu Fragen haben, stehe ich Ihnen gerne zur Verfügung." Zum Abschluss runden Sie das Feedback mit einer weiteren positiven Aussage ab, um das Gespräch ausgewogen zu gestalten.
   - Wahrnehmung-Wirkung-Wunsch: Nutzen Sie dieses Modell, indem Sie zunächst beschreiben, was Sie konkret wahrgenommen haben, erläutern, welche Wirkung dieses Verhalten auf Sie hat und abschließend Ihren Wunsch für zukünftiges Verhalten formulieren.
   - Feedback als Führungskraft: Bitten Sie aktiv um Rückmeldungen – nicht nur zu Ihrer Führung, sondern auch zur Gesprächsstruktur. Zeigen Sie, dass Sie offen für Feedback sind, und nehmen Sie Anregungen dankbar entgegen. Dies fördert eine offene Kommunikationskultur, in der sowohl Lob als auch konstruktive Kritik als Chance für persönliches und gemeinsames Wachstum gesehen wird.
   - Offene Kommunikation fördern: Ermutigen Sie Mitarbeitende, jederzeit Fragen zu stellen und eigene Beobachtungen zu äußern. So schaffen Sie ein Arbeitsumfeld, in dem Feedback auf Augenhöhe stattfindet und alle Beteiligten kontinuierlich voneinander lernen können.

5. **Gemeinsame Ziele und Maßnahmen vereinbaren**
   - Klare nächste Schritte definieren: Gemeinsam werden konkrete Maßnahmen vereinbart, um Fortschritte zu erzielen. Zum Beispiel:
     Teilnahme an einer Schulung oder Fortbildung.
     Regelmäßige Rücksprache mit der Patin, dem Paten oder der Führungskraft.
     Verstärkte Unterstützung in einem spezifischen Bereich.
   - Zeitplan festlegen: Es wird besprochen, wann die nächsten Feedbackgespräche stattfinden und wie die Fortschritte überprüft werden.
6. **Abschluss und Wertschätzung**
   - Das Gespräch wird mit einem positiven Ausblick beendet, z. B.: „Ich freue mich darauf, Ihre Entwicklung weiter zu begleiten. Sie machen einen großartigen Job, und wir schätzen Ihren Einsatz sehr."
   - Die Mitarbeitenden sollten Gelegenheit bekommen, abschließende Fragen oder Anliegen zu äußern.
7. **Dokumentation des Gesprächs**
   - Wichtige Punkte und vereinbarte Maßnahmen werden schriftlich festgehalten, um bei späteren Gesprächen darauf aufbauen zu können.
   - Die Dokumentation wird vertraulich behandelt und dient als Grundlage für die weitere Begleitung.

Ein erfolgreiches Feedbackgespräch basiert auf mehreren Schlüsselprinzipien, die eine konstruktive und wertschätzende Kommunikation ermöglichen. Eine zentrale Grundlage ist eine konstruktive Haltung: Feedback sollte stets respektvoll, klar und lösungsorientiert formuliert werden, um sowohl Motivation als auch Weiterentwicklung zu fördern. Ebenso wichtig ist ein ausgewogenes Verhältnis zwischen Lob und Kritik. Während positive Aspekte hervorgehoben werden, sollte auch auf Entwicklungspotenziale eingegangen werden, um ein ganzheitliches Bild zu vermitteln.

Ein weiterer entscheidender Punkt ist die aktive Zuhörerschaft. Den neuen Mitarbeitenden sollte ausreichend Raum gegeben werden, ihre Perspektiven und Anliegen offen zu schildern, sodass das Feedbackgespräch zum Dialog wird. Auch die Regelmäßigkeit solcher Gespräche spielt eine wichtige Rolle. Feedback sollte in klar definierten Intervallen erfolgen, beispielsweise nach der ersten Woche, nach einem Monat und abschließend am Ende der Einarbeitungsphase, um eine kontinuierliche Unterstützung und Orientierung zu gewährleisten.

Ein gut geführtes Feedbackgespräch ist also essenziell, um neue Pflegekräfte optimal in ihre Rolle einzuführen. Es stärkt die Motivation, klärt Erwartungen und zeigt Wertschätzung. Eine klare Struktur, eine wertschätzende Haltung und konkrete Vereinbarungen tragen dazu bei, das Potenzial der neuen Mitarbeitenden zu fördern und ihre langfristige Bindung an die Einrichtung zu sichern.

4.4 Feedbackgespräche für die erfolgreiche Integration

Neue Mitarbeitende sind weit mehr als eine Notwendigkeit zur Deckung des Personalbedarfs – sie sind eine Bereicherung für Teams, Patientinnen und Patienten, Bewohnerinnen und Bewohner und die gesamte Einrichtung. Mit ihren individuellen Stärken, neuen Perspektiven und frischen Ideen tragen sie dazu bei, die Pflege weiterzuentwickeln und zukunftsfähig zu gestalten. Die Voraussetzung dafür ist eine wertschätzende Integration, die sowohl die Kompetenzen der neuen Mitarbeitenden anerkennt als auch die Teamkultur stärkt. Pflege lebt von Vielfalt, und neue Kolleginnen und Kollegen sind ein Schlüssel dazu, diese zum Vorteil aller zu nutzen.

Checkliste für das Onboarding ausländischer Pflegekräfte
Besondere Herausforderungen kann das Onboarding ausländischer Pflegekräfte in die Einrichtung sein. Somit wird hier gesondert für dieses Themenfeld eine Checkliste erstellt:

1. **Vorbereitung vor der Ankunft**
   - ☐ Unterstützung bei der Anerkennung von Berufsabschlüssen
   - ☐ Hilfe bei der Beantragung von Visa, Arbeitserlaubnissen und Aufenthaltsgenehmigungen
   - ☐ Bereitstellung von Informationen zu gesetzlichen Regelungen im deutschen Gesundheitssystem
   - ☐ Unterstützung bei der Suche nach geeignetem Wohnraum
   - ☐ Bereitstellung von temporären Unterkünften, falls notwendig
   - ☐ Erstellung eines Willkommenspakets mit Informationen zur Einrichtung, internen Prozessen und Arbeitsplatzkultur
   - ☐ Bereitstellung von Unterlagen in der Muttersprache des Mitarbeitenden (falls möglich)
   - ☐ Organisation von Sprachkursen im Herkunftsland
   - ☐ Förderung von Online-Kursen oder Apps zur Verbesserung der Deutschkenntnisse
2. **Ankunft und Orientierung**
   - ☐ Organisation eines Willkommenstages: Team, Führungskräfte und Arbeitsumgebung vorstellen
   - ☐ Einführung in die Unternehmenskultur und Werte
   - ☐ Zuweisung eines erfahrenen Kollegen als Mentor bzw. Pate
   - ☐ Patinnen oder Paten klären kulturelle Unterschiede und helfen beim Aufbau sozialer Kontakte
   - ☐ Hilfe bei der Eröffnung eines Bankkontos
   - ☐ Unterstützung bei der Anmeldung beim Einwohnermeldeamt und der Krankenversicherung
   - ☐ Unterstützung bei der Registrierung bei berufsständischen Organisationen (z. B. Pflegekammer)

3. **Sprachförderung**
   ☐ Organisation berufsspezifischer Sprachkurse mit Fokus auf medizinische/pflegerische Begriffe
   ☐ Unterstützung bei der Verbesserung der Alltagssprache (z. B. durch Tandemprogramme oder Freizeitaktivitäten)
   ☐ Einbindung von Sprachmentoren oder -paten im Team
4. **Kulturelle Integration**
   ☐ Interkulturelle Schulungen für neue Mitarbeitende (deutsche Arbeitskultur, Erwartungen an Pflegekräfte, Umgang mit Patientinnen und Patienten bzw. Bewohnerinnen und Bewohner)
   ☐ Interkulturelle Schulungen für bestehendes Team (Sensibilisierung für kulturelle Unterschiede)
   ☐ Organisation von Team-Events und Freizeitaktivitäten
   ☐ Unterstützung beim Aufbau eines sozialen Netzwerks
   ☐ Berücksichtigung kultureller oder religiöser Feiertage
   ☐ Anpassung der Essensangebote in der Kantine (z. B. Halal, vegetarisch)
5. **Fachliche Einarbeitung**
   ☐ Schulungen zu deutschen Pflegestandards, Dokumentationspflichten und Hygienevorschriften, Sicherheitsaspekten etc.
   ☐ Unterstützung bei der Vorbereitung auf die Kenntnisprüfung oder Anpassungslehrgänge
   ☐ Praktische Anleitung durch erfahrene Pflegekräfte in den ersten Wochen
   ☐ Regelmäßige Feedbackgespräche zur Wissensüberprüfung und Integration
   ☐ Nutzung von E-Learning-Plattformen und digitalen Hilfsmitteln
   ☐ Bereitstellung von Übersetzungs-Apps oder Kommunikationshilfen
6. **Kontinuierliche Unterstützung**
   ☐ Durchführung regelmäßiger Feedbackgespräche zu Fragen, Herausforderungen und Fortschritten
   ☐ Anpassung des Onboarding-Plans an individuelle Bedürfnisse
   ☐ Einrichtung einer festen Ansprechperson in der Personalabteilung oder im Team
   ☐ Unterstützung bei persönlichen oder beruflichen Herausforderungen (z. B. Heimweh)
   ☐ Förderung von Weiterbildungen und Karriereentwicklung
   ☐ Anerkennung von Erfolgen, um Motivation und Bindung zu stärken
7. **Herausforderungen und Lösungen**
   ☐ Sprachbarrieren durch regelmäßige Sprachkurse und individuelle Unterstützung überwinden
   ☐ Workshops zur interkulturellen Kompetenz für alle Mitarbeitende organisieren
   ☐ Aufbau eines Unterstützungsnetzwerks innerhalb und außerhalb der Einrichtung fördern

4.5 Das Paten-Modell als Erfolgsgarant?

Diese Checkliste hilft dabei, den gesamten Onboarding- und Integrationsprozess strukturiert zu gestalten und neuen Pflegekräften aus dem Ausland Orientierung, Sicherheit und Struktur zu geben.

4.5 Das Paten-Modell als Erfolgsgarant?

Zunächst soll kurz der Unterschied zwischen einer Mentorin, bzw. eines Mentors und einer Patin, bzw. eines Paten im Rahmen eines Onboarding-Prozesses geklärt werden.

Unterscheidung Mentor und Pate
Der Unterschied zwischen einem Mentor und einem Paten liegt vor allem in der Art und dem Umfang ihrer Unterstützung sowie in den Zielen, die sie verfolgen. Ein Mentor ist in der Regel eine erfahrene Person, die eine langfristige, umfassende Unterstützung bietet. Mentoren helfen ihrem Mentee, seine berufliche und persönliche Entwicklung voranzutreiben, indem sie Ratschläge, strategische Einblicke und Orientierung für die Karriere geben. Die Beziehung zwischen Mentor und Mentee ist oft langfristig und basiert auf einer engeren, beratenden Funktion. Mentoren fördern nicht nur die Einarbeitung in spezifische Aufgaben, sondern auch die ganzheitliche Entwicklung von Fähigkeiten und Karrierezielen.

Im Gegensatz dazu konzentriert sich ein Pate vor allem auf die Einarbeitung neuer Mitarbeitender oder Teammitglieder und sorgt für deren Integration ins Team sowie die Vermittlung von praktischen und organisatorischen Kenntnissen. Die Unterstützung eines Paten ist in der Regel spezifischer und auf die ersten Schritte im Arbeitsumfeld ausgerichtet. Die Beziehung zwischen Pate und neuen Mitarbeitenden ist oft kürzer und weniger intensiv als die eines Mentors. Der Pate hilft vor allem dabei, sich im Arbeitsumfeld zurechtzufinden und schnell einzuarbeiten. Während das Ziel eines Mentors darin besteht, die langfristige berufliche und persönliche Weiterentwicklung des Mentees zu fördern, geht es bei einem Paten primär darum, eine schnelle und reibungslose Eingewöhnung ins Unternehmen oder die Organisation zu ermöglichen. Es geht weniger um langfristige Karriereentwicklung, sondern vielmehr um die effiziente und soziale Integration im Arbeitsumfeld.

Die Vorteile des Paten-Modells
Das Paten-Modell hat sich in der Pflege als bewährte Methode etabliert, um neue Mitarbeitende erfolgreich in die Arbeitsabläufe und die Teamstruktur zu integrieren. Ein erfahrener Kollege oder eine Kollegin wird hierbei als Pate benannt, um die neuen Mitarbeitenden während der Einarbeitungsphase zu begleiten, zu unterstützen und in die Besonderheiten des Arbeitsumfelds einzuführen.

Diese persönliche Betreuung schafft nicht nur Sicherheit, sondern fördert auch die soziale und fachliche Integration. Im Einzelnen dient es folgenden Aspekten:

- **Individuelle Unterstützung**
  Neue Mitarbeitende profitieren von der direkten und praxisnahen Begleitung durch eine erfahrene Fachkraft. Diese Person steht für alle Fragen bereit, gibt Orientierung und hilft, Unsicherheiten schnell abzubauen.
- **Förderung des Teamgefühls**
  Die enge Zusammenarbeit mit einer Patin oder einem Paten erleichtert den Einstieg ins Team und stärkt das Zugehörigkeitsgefühl. Das Modell wirkt wie eine Brücke zwischen neuen und bestehenden Mitarbeitenden und fördert eine offene Kommunikationskultur.
- **Schnellere Einarbeitung**
  Durch die persönliche Begleitung können neue Kolleginnen und Kollegen schneller mit den spezifischen Anforderungen der Einrichtung vertraut gemacht werden. Gleichzeitig wird eine konsistente Vermittlung der Abläufe und Standards gewährleistet.
- **Vermittlung der Unternehmenskultur**
  Paten sind nicht nur fachliche Ansprechpersonen, sondern auch kulturelle Botschafter. Sie helfen, die Werte und Normen der Einrichtung zu vermitteln und sorgen dafür, dass neue Mitarbeitende sich mit der Philosophie der Organisation identifizieren können.

Die Rolle der Paten umfasst mehr als nur fachliche Unterstützung und ist ein zentraler Bestandteil einer erfolgreichen Einarbeitung neuer Mitarbeitender. Ihre Aufgaben erstrecken sich auf verschiedene Bereiche: Ein zentraler Aspekt ist die Einarbeitung in die Arbeitsabläufe, einschließlich der Einführung in Dokumentationssysteme, Pflegeprozesse und spezifische Standards. Zudem helfen sie den neuen Kollegen, sich im Alltag zu orientieren, indem sie bei organisatorischen Fragen sowie im Umgang mit dem Team, Patientinnen und Patienten, Bewohnerinnen und Bewohnern und Angehörigen unterstützen. Ein weiterer Schwerpunkt liegt auf der regelmäßigen Rückmeldung und Motivation. In Gesprächen werden Fortschritte besprochen und eventuelle Herausforderungen gemeinsam angegangen. Darüber hinaus fördern Paten die soziale Integration, indem sie den Kontakt zu anderen Teammitgliedern erleichtern und die Eingewöhnung ins soziale Gefüge unterstützen.

Voraussetzungen für ein Paten-Modell
Damit das Paten-Modell erfolgreich umgesetzt werden kann, sind einige Voraussetzungen essenziell. Zunächst ist die sorgfältige Auswahl der Paten entscheidend: Sie sollten nicht nur fachlich kompetent, sondern auch kommunikativ und empathisch sein. Ebenso wichtig sind ausreichende zeitliche Ressourcen, damit die Paten den neuen Mitarbeitenden die notwendige Aufmerksamkeit widmen können. Eine gezielte Schulung in Mentoring-Techniken stärkt zudem die Qualität der Betreuung und bereitet die Paten optimal auf ihre Aufgaben vor. Schließlich ist eine kontinuierliche Evaluation unerlässlich. Regelmäßige Feedbackschleifen zwischen neuen Mitarbeitenden, Paten und Vorgesetzten tragen dazu bei, den Prozess fortlaufend zu verbessern und nachhaltig erfolgreich zu gestalten.

Das Paten-Modell ist ein zentraler Erfolgsfaktor für ein gelungenes Onboarding in der Pflege. Es bietet nicht nur eine strukturierte und wertschätzende Einarbeitung, sondern stärkt auch die Bindung neuer Mitarbeitender an die Einrichtung. Durch die persönliche Betreuung entsteht ein vertrauensvolles Arbeitsumfeld, in dem sich neue Kollegen von Anfang an gut im Team aufgehoben fühlen. Einrichtungen, die auf das Paten-Modell setzen, investieren nachhaltig in eine positive Unternehmenskultur und eine stabile Personalstruktur.

Literatur

Bauer V (2021) „Gekommen um zu bleiben" Einarbeitung von Berufsanfänger/innen in der Intensivpflege [Masterarbeit]. Karl-Franzens-Universität Graz.

Brenner D (2020) Onboarding – Als Führungskraft neue Mitarbeiter erfolgreich einarbeiten und integrieren. Wiesbaden: Springer Fachmedien.

Goetz D, Reinhardt E (2016) Führung: Feedback auf Augenhöhe Wie Sie Ihre Mitarbeiter erreichen und klare Ansagen mit Wertschätzung verbinden. Wiesbaden: Springer Gabler.

Graf N, Edelkraut F (2016) Mentoring – Das Praxisbuch für Personalverantwortliche und Unternehmer. Wiesbaden: Springer Fachmedien.

Guggenbichler IP (2024) Preboarding - (erfolgreiches) Onboarden neuer Mitarbeiter und Mitarbeiterinnen vor dem ersten Arbeitstag [Masterarbeit]. Aplen-Adria-Universität Klagenfurt.

https://karrierebibel.de/onboarding/

https://www.die-praxisanleitung.de/allgemein/feedback-gespraeche-in-der-generalistischen-pflegeausbildung/

Jöns I, Bungard W (2018) Feedbackinstrumente im Unternehmen. Grundlagen, Gestaltungshinweise und Erfahrungsberichte. Wiesbaden: Springer Fachmedien.

Kraft N (2024) Erfolgreiche Implementierung von Coaching und Mentoring in Unternehmen. Wiesbaden: Springer Gabler Verlag.

Mentzel W, Grotzfeld S, Haub C (2012) Mitarbeitergespräche erfolgreich führen - mit Arbeitshilfen online: Einzelgespräche, Meetings, Zielvereinbarungen und Mitarbeiterbeurteilungen. Freiburg: Haufe Verlag.

Müller F (2020) Die Entwicklung virtueller Teams. Das Phasenmodell nach Bruce Tuckman. Studienarbeit, München: GRIN Verlag.

Polanec J (2023) Personalgewinnung in der Pflege unter besonderer Berücksichtigung des Preboardings von Pflegekräften [Masterarbeit]. Fachhochschule Burgenland.

Schreyögg G, Starke F (2019) Organisation: Grundlagen moderner Organisationsgestaltung. Wiesbaden: Springer Gabler.

Steffen A (2025) Einordnung. In: Erfolgreiches Preboarding und Onboarding von Auszubildenden. Wiesbaden: Springer Gabler.

Emotionales Onboarding neuer Mitarbeitenden 5

> **Zusammenfassung**
>
> Während sich das prozessuale Onboarding (Kap. 4) hauptsächlich auf die organisatorische und administrative Seite des Einstiegs in den neuen Job fokussiert, bezieht sich das emotionale Onboarding auf die Wohlfühlfaktoren. Emotionales Onboarding bedeutet, dass neue Mitarbeitende nicht nur ihre Aufgaben und Abläufe kennenlernen, sondern auch in die Unternehmenskultur und das Team integriert werden. Im Fokus steht, eine starke Verbindung zum Unternehmen aufzubauen, damit sich neue Mitarbeitende von Anfang an willkommen, wertgeschätzt und gut unterstützt fühlen. Das emotionale Onboarding zielt darauf ab, bewusst eine Atmosphäre des Vertrauens, der Wertschätzung und der Zugehörigkeit zu schaffen. Diese Elemente stehen häufig hinter der Betrachtung der Prozesse zurück, sind jedoch entscheidend, damit neue Mitarbeitende sich wohlfühlen und langfristig in der Einrichtung bleiben.

5.1 Zentrale Elemente der emotionalen Anbindung

Viele Organisationen investieren erhebliche Ressourcen in die Rekrutierung neuer Mitarbeitender. Dennoch wird oft vernachlässigt, wie wichtig die emotionale Anbindung während des Onboardings ist. Die zentralen Fragen lauten: Was muss eine Organisation tun, damit sich neue Mitarbeitende wohlfühlen und gut angenommen werden? Und wie kann erreicht werden, dass sie sich gerne und langfristig an die Einrichtung binden?

Wertschätzung, Zugehörigkeit und Vertrauen

Die emotionale Bindung im Onboarding-Prozess – und darüber hinaus – basiert auf mehreren essenziellen Elementen. Ein zentrales Element ist Wertschätzung. Neue Mitarbeitende sollen spüren, dass ihr Beitrag anerkannt und geschätzt wird. Dies kann durch Lob für gute Arbeit, persönliche Begrüßungen oder kleine Willkommensgeschenke ausgedrückt werden. Ebenso spielen regelmäßiges Feedback und Danksagungen eine wichtige Rolle.

Doch Wertschätzung reicht nicht aus. Ein starkes Gefühl der Zugehörigkeit ist ebenfalls entscheidend, denn wer sich als Teil einer Gemeinschaft fühlt, kann sich besser in das Unternehmen integrieren und identifiziert sich schneller mit seinem Arbeitsumfeld. Maßnahmen wie Team-Events, After-Work-Aktivitäten oder die Einbindung in soziale und kulturelle Aspekte der Organisation fördern dieses Gemeinschaftsgefühl. Ein bewährtes Mittel zur Unterstützung ist zudem ein Patenprogramm, das neuen Mitarbeitenden hilft, sich in der Unternehmenskultur zurechtzufinden.

Mit Zugehörigkeit geht unweigerlich Vertrauen einher. Dieses entsteht durch Ehrlichkeit, Transparenz und Verlässlichkeit seitens des Unternehmens. Offene Kommunikation über Unternehmensziele, klare Erwartungen und das Vertrauen in die Fähigkeiten neuer Mitarbeitender sind essenziell. Ebenso wichtig ist eine positive Fehlerkultur, die Raum für Lernen und Entwicklung schafft, anstatt Fehler zu sanktionieren. Eine positive Fehlerkultur bedeutet, dass Fehler als Lernchance betrachtet werden, anstatt sie zu bestrafen. Sie fördert eine offene Kommunikation, um gemeinsam aus Fehlern zu lernen und kontinuierliche Verbesserung zu ermöglichen.

Motivation und Identifikation

Damit sich neue Mitarbeitende mit ihrem Unternehmen verbunden fühlen, müssen sie erkennen, wie ihre Arbeit zum Gesamterfolg beiträgt. Motivation und Identifikation entstehen, wenn Unternehmenswerte klar kommuniziert und berufliche Entwicklungsperspektiven aufgezeigt werden. Weiterbildungsmöglichkeiten und gezielte Förderung sind dabei ebenso wichtig wie das Erkennen individueller Stärken und Potenziale.

Neue Mitarbeitende sollten das Gefühl haben, bei Herausforderungen nicht allein zu sein. Daher spielt auch die persönliche Unterstützung eine entscheidende Rolle. Diese kann durch regelmäßige Gespräche mit Führungskräften, Zugang zu Ressourcen und Schulungen sowie klare Ansprechpartner für Fragen und Probleme gewährleistet werden.

Emotionale Sicherheit und inspirierende Führung
Darüber hinaus ist die emotionale Sicherheit von großer Bedeutung. Ein Arbeitsumfeld, das psychologisch sicher ist, fördert Offenheit, Vertrauen und Innovationskraft. Eine wertschätzende Feedback-Kultur (siehe Abschn. 4.4), der Verzicht auf Diskriminierung oder unfairer Behandlung sowie Respekt vor der Work-Life-Balance der Mitarbeitenden tragen wesentlich zur emotionalen Sicherheit bei.

Eine weitere tragende Säule ist inspirierende Führung. Leitungskräfte sollten nicht nur Anweisungen geben, sondern als Vorbilder agieren und durch ihr Verhalten Vertrauen und Motivation fördern. Regelmäßige Gespräche mit den Mitarbeitenden helfen dabei, deren individuelle Ziele und Wünsche besser zu verstehen und gezielt zu unterstützen.

Schließlich sind langfristige Perspektiven – sofern von den Mitarbeitenden gewünscht – für die emotionale Bindung essenziell. Wenn Mitarbeitende spüren, dass das Unternehmen ihre Entwicklung aktiv fördert, wächst ihre Verbundenheit und Loyalität. Weiterbildungsmöglichkeiten, Karriereperspektiven und eine transparente Kommunikation über Aufstiegschancen spielen hierbei eine entscheidende Rolle.

Entscheidend für das gelungene emotionale Onboarding ist, das Vertrauen neuer Mitarbeitender zu gewinnen, ihre Motivation zu stärken und eine nachhaltige Bindung an das Unternehmen aufzubauen. Die Kombination aus Wertschätzung, Zugehörigkeit, Vertrauen, Motivation, Unterstützung, emotionaler Sicherheit, inspirierender Führung und langfristigen Perspektiven bildet die Grundlage für eine starke emotionale Bindung. Diese ist nicht nur ausschlaggebend dafür, ob neue Mitarbeitende langfristig im Unternehmen bleiben, sondern steigert auch ihre Zufriedenheit und Leistungsbereitschaft. Ein gut durchdachtes emotionales Onboarding legt damit den Grundstein für eine erfolgreiche und dauerhafte Zusammenarbeit.

5.2 Rolle der Führungskraft im emotionalen Onboarding

Die Führungskraft spielt eine zentrale Rolle beim emotionalen Onboarding neuer Mitarbeitender. Es ist wichtig, dass die Leitungskräfte nicht nur die fachliche Einarbeitung sicherstellen, sondern auch emotionale Sicherheit, Motivation und eine positive Bindung an das Unternehmen bei den neuen Mitarbeitenden aufbauen. Ein entscheidender erster Schritt ist die Schaffung einer Willkommenskultur. Persönliche Begrüßungen, ein gut vorbereiteter Arbeitsplatz oder kleine Gesten wie eine Begrüßungskarte vermitteln neuen Mitarbeitenden von Anfang an das Gefühl, geschätzt und willkommen zu sein. Diese ersten Eindrücke prägen die emotionale Verbindung zum Unternehmen, und beeinflussen das Wohlbefinden neuer Teammitglieder in ihrer neuen Umgebung.

Doch Wertschätzung allein reicht nicht aus – auch psychologische Sicherheit ist essenziell. Diese wird durch offene Kommunikation erreicht: Neue Mitarbeitende sollten ermutigt werden, Fragen zu stellen und Feedback zu geben, ohne Angst vor negativen Konsequenzen haben zu müssen. Gleichzeitig ist es wichtig, Empathie zu zeigen, um Unsicherheiten oder mögliche Ängste der neuen Mitarbeitenden zu erkennen und gezielt darauf einzugehen.

Darüber hinaus unterstützt die Führungskraft die Integration ins Team, indem sie beispielsweise gezielt die Vorstellung neuer Kolleginnen und Kollegen fördert. Ein gemeinsames Mittagessen oder ein Onboarding-Meeting mit dem gesamten Team können den Einstieg erleichtern. Ein Paten-Modell, bei dem erfahrene Teammitglieder als Ansprechpersonen fungieren, hilft ebenfalls bei der sozialen Eingliederung und entlastet zugleich die Führungskraft.

Vision und Unternehmenskultur
Neben der sozialen Einbindung spielt auch die Vermittlung der Vision und Unternehmenskultur eine entscheidende Rolle. Die Führungskraft sollte die Werte und Ziele des Unternehmens vorleben und den neuen Mitarbeitenden mit deren Bedeutung vertraut machen. Dabei hilft es, die langfristige Perspektive der Rolle im Gesamtkontext aufzuzeigen, um Motivation und Identifikation zu fördern.

Letztlich ist es die persönliche Wertschätzung und Anerkennung, die eine nachhaltige emotionale Bindung schafft. Indem die Führungskraft auf individuelle Bedürfnisse eingeht und persönliche Ziele und Motivationen versteht, schafft sie eine positive Beziehung. Besonders die zeitnahe Anerkennung kleiner Erfolge signalisiert, dass Engagement geschätzt wird – eine einfache, aber wirkungsvolle Maßnahme, um langfristige Loyalität aufzubauen.

Mitarbeiter-Zufriedenheit im Gallup Engagement Index
Schaut man sich die Zufriedenheit der Mitarbeitenden in Deutschland an, so ist dies in verschiedenen Studien untersucht worden. Als ein Beispiel soll hier der Gallup Engagement Index Deutschland 2024 (Abb. 5.1) dienen.

Die wichtigsten Ergebnisse des Gallup Engagement Index Deutschland 2024 im Detail
- Über 7,3 Mio. Beschäftigte haben innerlich gekündigt.
- 19 % der Arbeitnehmenden sind emotional nicht an ihre Arbeitgebenden gebunden und machen Dienst nach Vorschrift (2023: 18 %), das ist laut Gallup der höchste Stand seit dem Jahr 2012.
- Nur 14 % der Arbeitnehmenden sind emotional stark gebunden.
- Mehr Beschäftigte denn je (45 %) sind aktiv auf Jobsuche oder offen für Neues.
- Vier von zehn Befragten schauen sich nach weniger als zwölf Monaten im Unternehmen bereits wieder nach einer neuen Stelle um.

5.2 Rolle der Führungskraft im emotionalen Onboarding

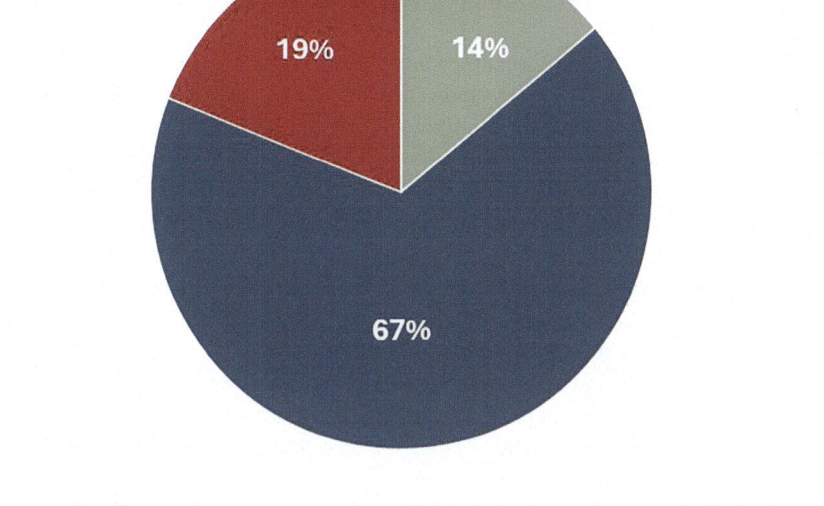

▪ hohe emotionale Bindung   ▪ geringe emotionale Bindung   ▪ keine emotionale Bindung

Abb. 5.1 Emotionale Bindung. Quelle: Gallup (2024). *Gallup Engagement Index Deutschland 2024: Emotionale Mitarbeitendenbindung und wirtschaftliche Auswirkungen.* Gallup Institute

- Nur 40 % haben uneingeschränkt Vertrauen in die Zukunft ihrer Arbeitgebenden.
- Studienleiter Marco Nink: „Schlechte Führung wird zum Risikofaktor für den Unternehmenserfolg".

Die Ergebnisse des Gallup Engagement Index Deutschland 2024 zeichnen ein alarmierendes Bild der Arbeitswelt: Ein erheblicher Teil der Beschäftigten hat innerlich gekündigt oder arbeitet nur noch nach Vorschrift, während die emotionale Bindung an Unternehmen auf einem Tiefstand ist. Die hohe Wechselbereitschaft und das geringe Vertrauen in die Zukunft der Arbeitgeber zeigen, dass viele Unternehmen es nicht schaffen, ihre Mitarbeitenden zu motivieren und langfristig zu binden. Besonders die zunehmende Unzufriedenheit mit der Führung stellt ein ernsthaftes Risiko für den Unternehmenserfolg dar. Um diesem Trend entgegenzuwirken, müssen Unternehmen verstärkt in gute Führung, wertschätzende Unternehmenskultur und nachhaltige Mitarbeiterbindung investieren.

Unternehmensführungen vermitteln wenig Zuversicht
Vielen Arbeitnehmenden fehlt das Vertrauen in die Zukunft ihrer Unternehmen und Einrichtungen: Nur 40 % haben uneingeschränktes Vertrauen in dessen finanzielle Zukunft.

Gleichzeitig bröckelt die Zuversicht in die Krisenfestigkeit der Unternehmensleitung: Nur ein Viertel (25 %) ist ohne Einschränkungen davon überzeugt, dass die Führung die Kompetenz hat, zukünftige Herausforderungen erfolgreich zu meistern, laut Gallup.

Wer einmal bei einem Unternehmen angeheuert hat, möchte auch schnell wieder weiterziehen. 40 % der Befragten sind schon im ersten Jahr der Betriebszugehörigkeit wieder offen für neue Jobs – und zwar über alle Branchen hinweg. 15 % sind aktiv auf der Suche nach neuen Arbeitgebenden, weitere 25 % schauen sich um. Nur 22 % der befragten Angestellten sagen, dass der Einarbeitungsprozess – das Onboarding – in ihrem Unternehmen ausgezeichnet war. Auch hier sieht Gallup die Schuld und gleichzeitig die Verantwortung bei den Führungskräften: „Viele Führungskräfte bringen sich in diesen wichtigen Prozess nicht genug ein."

Nur jeder Fünfte ist mit der Leitung zufrieden
Die Folge: Nur 22 % sind uneingeschränkt mit ihrer direkten Führungskraft zufrieden. Insgesamt haben Beschäftigte das Gefühl, dass ihre Leitung ihre Stärken nicht wahrnimmt und wertschätzt. Nur 27 % sagen, dass ihre Stärken in ihrem Arbeitsalltag im Mittelpunkt stehen.

Eine weitere Folge niedriger oder gar fehlender emotionaler Bindung von Mitarbeitenden durch die Leitungskraft ist der Krankenstand. Waren Beschäftigte, die sich emotional bereits von ihren Arbeitgebenden verabschiedet haben, 2023 im Schnitt 9,1 Tage krank, halbiert sich die Fehlzeit bei emotional stark gebundenen Mitarbeitenden fast auf 4,8 Tage.

Insgesamt ist die Führungskraft der Schlüssel zu einem erfolgreichen emotionalen Onboarding. Ihr empathischer und durchdachter Ansatz beeinflusst maßgeblich, wie willkommen und integriert sich neue Mitarbeitende fühlen und wie schnell sie sich mit dem Unternehmen identifizieren können. So legt sie den Grundstein für langfristige Bindung und Engagement.

5.3 Emotionale Landkarte des Menschen

Um zu verstehen, warum gut strukturierte Prozesse allein nicht ausreichen, ist es wichtig, einen Blick auf die emotionale Beschaffenheit von uns Menschen zu werfen.

Unsere Emotionen prägen unsere Wahrnehmung, unser Verhalten und unsere Beziehungen. Sie sind weit mehr als bloße Reaktionen auf äußere Reize – sie bilden ein komplexes Netzwerk aus Empfindungen, Erinnerungen und Bedeutungen. Diese innere Welt lässt sich mit einer emotionalen Landkarte vergleichen, auf der verschiedene Gefühle wie eine Art Landschaft erscheinen, die uns Orientierung geben und unser Leben bereichern.

Was ist die emotionale Landkarte des Menschen?
Die emotionale Landkarte beschreibt das Zusammenspiel unserer Gefühle in ihrer ganzen Bandbreite. Sie umfasst die grundlegenden Emotionen wie Freude, Trauer, Angst, Wut, Überraschung und Ekel, aber auch komplexere Zustände wie Dankbar-

keit, Scham, Stolz oder Hoffnung. Jede Emotion hat ihren eigenen Platz auf dieser Karte und ist mit spezifischen Erfahrungen, körperlichen Empfindungen und Denkprozessen verbunden. So wie geografische Karten uns helfen, uns in der physischen Welt zurechtzufinden, ermöglicht uns die emotionale Landkarte, unsere innere Welt zu verstehen und zu navigieren.

Emotionen fungieren als Wegweiser, die uns helfen, Entscheidungen zu treffen, Risiken einzuschätzen und Beziehungen zu gestalten. Freude und Zufriedenheit weisen uns darauf hin, was uns guttut und wofür wir dankbar sein können. Angst und Wut warnen uns vor Gefahren oder Ungerechtigkeiten, während Trauer uns erlaubt, Verluste zu verarbeiten und loszulassen. Überraschung öffnet uns für Neues, und Ekel schützt uns vor schädlichen Einflüssen. Indem wir diese Gefühle bewusst wahrnehmen und verstehen, können wir unsere emotionale Intelligenz stärken und uns in der Welt sicherer bewegen.

Wie entsteht die emotionale Landkarte?
Die emotionale Landkarte eines Menschen entsteht durch eine Vielzahl von Faktoren; die wichtigsten sind:

- **Biologie und Genetik**: Unsere grundlegenden emotionalen Reaktionen sind in unserem Gehirn verankert, insbesondere im limbischen System, das für die Verarbeitung von Gefühlen zuständig ist.
- **Erfahrungen**: Jede Erfahrung hinterlässt Spuren auf unserer emotionalen Landkarte. Positive Erlebnisse schaffen sichere Häfen, während traumatische Ereignisse emotionale „Risikogebiete" entstehen lassen können.
- **Kulturelle und soziale Prägung**: Die Art und Weise, wie wir Emotionen wahrnehmen und ausdrücken, wird stark durch unsere Kultur, Familie und Gesellschaft beeinflusst.
- **Persönlichkeit**: Unsere individuellen Neigungen und Eigenschaften beeinflussen, welche Emotionen in bestimmten Situationen dominieren.

Die Balance zwischen den emotionalen Landschaften
Auf der emotionalen Landkarte wechseln sich helle, positive Gefühle mit dunkleren, herausfordernden Empfindungen ab. Beide Pole sind notwendig, um ein Gleichgewicht herzustellen. Wer nur Freude sucht und Schmerz vermeidet, läuft Gefahr, einseitig zu leben und wichtige Lernprozesse zu verpassen. Umgekehrt kann das Verharren in negativen Emotionen zu einem Gefühl der Orientierungslosigkeit führen. Die Kunst liegt darin, alle Teile der Landkarte zu akzeptieren und sich in ihr frei zu bewegen.

Emotionale Landkarte und Resilienz
Die Fähigkeit, die emotionale Landkarte flexibel zu navigieren, ist ein Schlüssel zur Resilienz. Menschen, die ihre Gefühle gut kennen und regulieren können, sind besser in der Lage, mit Stress, Rückschlägen und Veränderungen umzugehen. Ein wichtiger Aspekt dabei ist die emotionale Agilität, also die Fähigkeit, auf

verschiedene Situationen angemessen zu reagieren, ohne in bestimmten Emotionen „stecken zu bleiben".

Mögliche praktische Wege, die eigene emotionale Landkarte zu erkunden, sind
- **Selbstreflexion**: Nehmen Sie sich Zeit, Ihre Gefühle bewusst wahrzunehmen und zu benennen. Was fühlen Sie in bestimmten Momenten, und warum?
- **Tagebuch führen**: Schreiben Sie Ihre Gedanken und Emotionen auf, um Muster und wiederkehrende Themen zu erkennen.
- **Achtsamkeit und Meditation**: Diese Praktiken helfen, Emotionen ohne Urteil zu beobachten und besser zu verstehen. Achtsamkeit bedeutet, den Moment bewusst und ohne Bewertung wahrzunehmen, was Stress reduziert und das Wohlbefinden steigert. Meditation ist eine gezielte Übung, um den Geist zu beruhigen, die Konzentration zu fördern und innere Ruhe zu finden. Beide Methoden helfen, bewusster zu leben, emotionale Stabilität zu stärken und die mentale Gesundheit zu verbessern.
- **Therapie oder Coaching**: Professionelle Unterstützung kann dabei helfen, blockierte Bereiche auf der emotionalen Landkarte zu erkunden und neue Wege zu finden. Therapie und Coaching unterscheiden sich vor allem in ihrem Ziel und Ansatz. Therapie richtet sich an Menschen mit psychischen oder emotionalen Belastungen und zielt darauf ab, tiefere Ursachen von Problemen zu behandeln, oft mit einem Fokus auf Heilung und Vergangenheitsbewältigung. Coaching hingegen ist zukunftsorientiert, unterstützt gesunde Menschen bei der persönlichen oder beruflichen Entwicklung und hilft ihnen, konkrete Ziele zu erreichen. Während Therapeutinnen meist klinische Diagnosen stellen und mit wissenschaftlich fundierten Methoden arbeiten, bieten Coachinnen eher lösungsorientierte Begleitung und Motivation.
- **Kreativer Ausdruck**: Kunst, Musik oder Schreiben können eine tiefe Verbindung zu unseren Gefühlen herstellen und uns helfen, sie auszudrücken.

Die emotionale Landkarte des Menschen ist ein faszinierendes und komplexes System, das uns Orientierung in unserer inneren Welt bietet. Indem wir unsere Gefühle verstehen und annehmen, können wir uns selbst besser kennenlernen und unser Leben bewusster gestalten. Es ist ein lebenslanger Prozess, diese Karte zu erkunden und zu erweitern, sowie einer, der uns zu einem erfüllteren und authentischeren Leben führen kann. Emotionen sind nicht nur Wegweiser – sie sind der Kompass, der uns zeigt, wer wir wirklich sind.

Bedeutung der emotionalen Landkarte im Rahmen des Onboardings
Das Konzept der emotionalen Landkarte des Menschen lässt sich direkt auf das Onboarding in der Pflege übertragen, da der Erfolg dieses Prozesses nicht nur von der fachlichen Einarbeitung abhängt. Auch die emotionale Integration spielt eine entscheidende Rolle. Jedes Teammitglied bringt unterschiedliche Erfahrungen, Wünsche und Ängste mit, die beeinflussen, wie der Einstieg ins Unternehmen erlebt und

bewertet wird. Das Konzept der emotionalen Landkarte veranschaulicht, welche emotionalen Reaktionen auf neue Situationen in Menschen ausgelöst werden und was sie benötigen, um sich sicher und wohlzufühlen.

In den ersten Tagen und Wochen in einer neuen Einrichtung vermischen sich Gefühle wie Vorfreude, Unsicherheit, Stress und Zufriedenheit miteinander. Neue Mitarbeitende müssen sich nicht nur auf neue Abläufe und Kolleginnen und Kollegen gewöhnen, sondern auch daran, mit Angst vor Erwartungen der anderen und eigenen Fehler und dem Bedürfnis nach Akzeptanz und Erfolg umzugehen. Gerade im Pflegebereich, der durch hohe Belastungen und emotionale Herausforderungen geprägt ist, spielt das Verständnis für die emotionale Dynamik eine zentrale Rolle.

Zusammenfassend hilft die emotionale Landkarte dabei, individuelle Bedürfnisse der Mitarbeitenden zu erkennen, den Umgang mit Stress und Unsicherheiten zu erleichtern und eine langfristige Bindung dieser Mitarbeitenden zu fördern. Sie ist ein wertvolles Werkzeug für die erfolgreiche emotionale Integration während des Onboarding-Prozesses. Denn eine Einrichtung, die Emotionen ernst nimmt, fördert nicht nur die Zufriedenheit, sondern auch die langfristige Motivation und Bindung.

5.4 Umgang mit emotionalen Herausforderungen in der Pflege

Die emotionale Orientierung ist immer auch ein Teil des Onboardings; vor allem wenn es um die mentalen und emotionalen Herausforderungen geht, die der Pflegeberuf mit sich bringt.

Hier sind die Verbindungen im Detail:

- **Emotionale Orientierung als Teil des Onboardings**

Neue Pflegekräfte betreten nicht nur eine neue Arbeitsumgebung, sondern auch eine komplexe emotionale Landschaft, geprägt durch den Umgang mit Bewohnern oder Patienten, Angehörigen und Kolleginnen und Kollegen. Die emotionale Landkarte dient dabei als Metapher für die Emotionen, die neue Mitarbeitende während des Prozesses, sich in dieser Welt zurechtzufinden, erleben. Ein gezieltes emotionales Onboarding hilft neuen Mitarbeitenden, Orientierung zu finden, indem sie unterstützt werden, ihre Rolle in diesem System zu verstehen und die damit verbundenen Gefühle zu verarbeiten.

- **Förderung von psychologischer Sicherheit**

Die Pflege ist ein Arbeitsfeld, das oft mit hohen Stressleveln, Zeitdruck und emotional anspruchsvollen Situationen verbunden ist. Eine Führungskraft, die die emotionale Landkarte ihrer Mitarbeitenden kennt und gezielt darauf eingeht, kann ein Umfeld schaffen, in dem sich neue Mitarbeitende sicher fühlen. Wenn Ängste, Unsicherheiten oder Überforderung frühzeitig erkannt und angesprochen werden, stärkt dies das Vertrauen und die emotionale Bindung ans Team und die Einrichtung.

- **Integration in die emotionale Dynamik des Teams**

Pflegekräfte arbeiten im Team eng zusammen, und der Erfolg hängt oft von der zwischenmenschlichen Harmonie ab. Neue Mitarbeitende müssen die emotionale Dynamik im Team verstehen und ihren Platz darin finden. Führungskräfte können durch gezielte Teambuilding-Maßnahmen und Patenmodelle dafür sorgen, dass diese Integration reibungslos verläuft. Die emotionale Landkarte hilft dabei, mögliche Konfliktpunkte oder Unterstützungsbedarfe im Team zu erkennen.

- **Umgang mit emotionalen Belastungen**

In der Pflege ist die Auseinandersetzung mit schwierigen Gefühlen wie Trauer, Hilflosigkeit oder Wut ein unvermeidlicher Teil des Berufs. Ein emotionales Onboarding sollte darauf vorbereiten, diese Gefühle wahrzunehmen, zu verarbeiten und einen gesunden Umgang mit ihnen zu finden. Hier können Workshops, Supervisionen oder psychologische Unterstützung helfen, den neuen Mitarbeitenden Tools an die Hand zu geben, um ihre emotionale Landkarte im Pflegealltag erfolgreich zu navigieren.

- **Emotionales Onboarding als Resilienzförderung**

Das Verstehen und Akzeptieren der emotionalen Landkarte stärken die Resilienz. Neue Mitarbeitende, die lernen, ihre eigenen Gefühle und die emotionalen Bedürfnisse anderer bewusst wahrzunehmen, können besser mit den Herausforderungen im Pflegealltag umgehen. Maßnahmen zur Förderung der Resilienz, wie regelmäßige Reflexionsgespräche oder Angebote zur Stressbewältigung, sind wichtige Bestandteile eines emotional fundierten Onboarding-Prozesses.

- **Aufbau einer positiven emotionalen Bindung**

Ein gelungener Onboarding-Prozess legt den Grundstein für die emotionale Bindung neuer Pflegekräfte an das Team und die Einrichtung. Wenn sich Mitarbeitende willkommen, verstanden und wertgeschätzt fühlen, wächst nicht nur ihre Zufriedenheit, sondern auch ihre Motivation und langfristige Loyalität. Emotionale Landkarten als visuelle Darstellung der Gefühlswelt ihrer Mitarbeitenden helfen Führungskräften, auf die individuellen Bedürfnisse und Erfahrungen der neuen Mitarbeitenden einzugehen, um diese Bindung zu stärken.

- **Umgang mit schwierigen Teamdynamiken**

Wenn es im Team zu Konflikten kommt, ist es wichtig, die neue Pflegekraft frühzeitig einzubeziehen und ihr durch klare Kommunikation oder Mediationsgespräche Unterstützung zu bieten. Auf diese Weise kann sie die Konfliktlösungsstrategien des Teams kennenlernen und sich schneller als Teil der Gruppe fühlen. Ergänzend dazu kann es hilfreich sein, Programme zur Stressbewältigung und psychologischen Unterstützung bereits während des Onboardings vorzustellen. Angebote wie Supervisionen, Mitarbeitenden-Coachings oder Beratungen bieten einen geschützten Rahmen, in dem Pflegekräfte offen über ihre Emotionen sprechen und gemeinsam Lösungen für belastende Situationen finden können.

Schulung im Umgang mit emotionalen Belastungen
Während des Onboardings in der Pflege spielt der Umgang mit emotionalen Belastungen eine zentrale Rolle. Ein effektiver Ansatz ist die frühzeitige Schulung von Pflegekräften im Umgang mit Trauer und Stress. Achtsamkeitsübungen oder Atemtechniken können helfen, die emotionale Resilienz zu stärken und eine gesunde Selbstregulation zu fördern.

Begleitend dazu sollten regelmäßige Reflexionsgespräche stattfinden, in denen die neue Pflegekraft die Möglichkeit hat, über ihre bisherigen Erfahrungen zu sprechen. Diese Gespräche bieten nicht nur Raum für Feedback, sondern auch für die Bearbeitung emotionaler Herausforderungen, wodurch ein Gefühl der Unterstützung entsteht.

Diese gezielten Maßnahmen zeigen, wie emotionale Unterstützung während des Onboardings die Integration und das Wohlbefinden neuer Pflegekräfte fördern kann. Indem Führungskräfte die emotionale Dynamik der Pflegearbeit sowie individuelle Bedürfnisse berücksichtigen, schaffen sie ein Umfeld, in dem sich neue Mitarbeitende nicht nur fachlich, sondern auch emotional unterstützt fühlen. Dies fördert nicht nur die Integration ins Team, sondern auch die Resilienz und langfristige Zufriedenheit der Pflegekräfte – ein entscheidender Faktor angesichts der hohen Herausforderungen in diesem Berufsfeld.

5.5 Emotionale Bindung durch Kommunikation

Damit sich Mitarbeitende langfristig mit ihrem Beruf und ihrer Einrichtung verbunden fühlen, spielen viele Faktoren eine Rolle. Die Sinnhaftigkeit ist nirgends so gegeben wie in der täglichen Arbeit mit Menschen wie in der Pflege – egal ob auf der Geburts- und Säuglingsstation, der Onkologie oder in der Notfall- und Palliativ-Medizin – um hier nur ein paar Beispiele zu nennen – , wo Menschen täglich begleitet und unterstützt werden.

Von besonderer Bedeutung ist dabei die emotionale Bindung, die durch verbale und nonverbale Kommunikation entsteht. Wie wohl sich eine Person in ihrem Arbeitsumfeld fühlt, hängt zudem sowohl von der eigenen inneren Haltung (siehe Abschn. 1.3) als auch von einer wertschätzenden Feedbackkultur ab (siehe Abschn. 4.4), die Anerkennung und Austausch fördert.

Eine gelingende Kommunikation ist das Fundament für ein erfolgreiches emotionales Onboarding von Pflegekräften, da sie Vertrauen schafft, das Wohlbefinden fördert und die Integration ins Team erleichtert. Folgende Aspekte finden nähere Betrachtung:

- **1. Nonverbale Kommunikation**
- **2. Wertschätzung und Respekt**
- **3. Empathie**
- **4. Aktives Zuhören**
- **5. Positives Sprachverhalten**

Diese Aspekte werden im Folgenden in ihrer Bedeutung und Anwendung näher betrachtet:

- **zu 1. Nonverbale Kommunikation**

Körpersprache schlägt Wortsprache. Die nonverbale Kommunikation spielt beim Onboarding neuer Pflegekräfte eine entscheidende Rolle, da sie oft mehr ausdrückt als Worte allein. Sie umfasst Körpersprache, Mimik, Gestik, Haltung und Augenkontakt, die maßgeblich beeinflussen, wie neue Mitarbeitende sich willkommen und wertgeschätzt fühlen. Eine offene, freundliche Körpersprache, wie ein Lächeln oder ein direkter Blickkontakt, schafft Vertrauen und signalisiert Unterstützung. Gerade im Pflegebereich, wo emotionale Belastung und Unsicherheit häufig auftreten, können nonverbale Signale helfen, Stress abzubauen und ein Gefühl der Sicherheit zu vermitteln. Ein warmes, einladendes Verhalten der Führungskraft oder der Kollegen sorgt dafür, dass sich die neue Pflegekraft schneller integriert und ihre Rolle im Team klarer wird. Nonverbale Kommunikation kann auch zeigen, ob sich jemand wirklich für das Wohl des neuen Mitarbeiters interessiert, was das Gefühl der Zugehörigkeit und des Respekts stärkt.

- **zu 2. Wertschätzung und Respekt**

Ein zentraler Aspekt ist die Wertschätzung und der Respekt, die den neuen Mitarbeitenden von Anfang an vermittelt werden sollten. Pflegekräfte sollten von Anfang an das Gefühl haben, dass ihre Arbeit und ihre Person geschätzt werden. Wertschätzung zeigt sich in kleinen Gesten wie einer persönlichen Begrüßung, einem vorbereiteten Arbeitsplatz oder dem aktiven Zuhören im Gespräch. Es ist empfehlenswert, dass sich die Führungskraft regelmäßig für den Einsatz der neuen Pflegekraft bedankt und positive Leistungen hervorhebt. Wichtig ist dabei zu wissen, dass Wertschätzung von jeder Person anders gewünscht und wahrgenommen wird.

Dieses Thema wird gut veranschaulicht in dem Modell der fünf Sprachen der Wertschätzung (Abb. 5.2), basierend auf dem Konzept von Gary Chapman und Paul White und beschreiben unterschiedliche Wege, wie Menschen Wertschätzung ausdrücken und empfangen. Sie sind besonders im Onboarding-Prozess relevant, um Beziehungen zu stärken und Mitarbeitende zu motivieren.

5.5 Emotionale Bindung durch Kommunikation

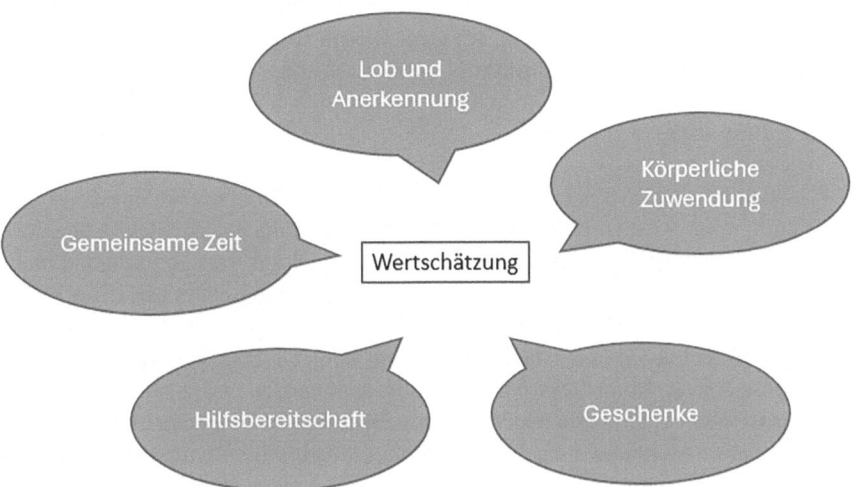

Abb. 5.2 Die fünf Sprachen der Wertschätzung. (In Anlehnung an Gary Chapman und Paul White)

Die fünf Sprachen der Wertschätzung
Lob, Anerkennung und Bedanken
Menschen fühlen sich geschätzt, wenn sie verbal gelobt werden. Das können konkrete Komplimente oder Dankesworte sein, die ihre Leistung oder Persönlichkeit anerkennen. Beispiel: „Ich schätze deinen Einsatz bei diesem Projekt wirklich sehr!"
Gemeinsame Zeit/ungeteilte Aufmerksamkeit
Wertschätzung wird durch ungeteilte Aufmerksamkeit und qualitativ hochwertige gemeinsame Zeit vermittelt. Dazu gehört aktives Zuhören oder das gemeinsame Arbeiten an Aufgaben. Beispiel: Ein kollegiales Gespräch ohne Ablenkung oder ein gemeinsames Mittagessen.
Hilfsbereitschaft und Unterstützung
Praktische Unterstützung bei Aufgaben zeigt Wertschätzung, besonders wenn sie unerwartet angeboten wird. Beispiel: „Ich helfe dir gerne bei der Vorbereitung der Unterlagen für morgen."
Kleine Geschenke und Aufmerksamkeiten
Kleine durchdachte Gesten oder Aufmerksamkeiten, die die Vorlieben oder Interessen einer Person berücksichtigen, können Wertschätzung ausdrücken. Beispiel: Ein Buch, das die Kollegin gerne lesen wollte, oder eine persönliche Notiz.
Angemessene körperliche Zuwendung
In Arbeitsumfeldern ist dies eher zurückhaltend und kulturell sensibel zu betrachten. Ein Handschlag, ein Schulterklopfen oder eine Geste des Trostes können aber je nach Situation angemessen sein. Beispiel: Ein aufmunterndes Schulterklopfen nach einer herausfordernden Aufgabe.

Menschen empfinden Wertschätzung unterschiedlich. Es ist wichtig, die bevorzugte „Sprache" der Wertschätzung bei jeder Person zu erkennen, um Beziehungen zu stärken und Motivation zu fördern.

- **zu 3. Empathie**

Genauso bedeutsam für eine gelungene emotionale Bindung ist Empathie. Sie spielt eine entscheidende Rolle, da neue Pflegekräfte häufig unter Druck stehen oder Unsicherheiten verspüren. Empathie bezeichnet die Fähigkeit, sich in die Gefühle, Gedanken und Perspektiven anderer Menschen hineinzuversetzen und diese nachzuempfinden. Sie umfasst sowohl das Verstehen der emotionalen Lage einer Person (kognitive Empathie) als auch das Mitfühlen mit ihren Gefühlen (emotionale Empathie). Diese soziale Kompetenz ermöglicht es, angemessen und mitfühlend auf die Bedürfnisse und Erfahrungen anderer einzugehen. Das ist ein essenzieller Baustein für zwischenmenschliche Beziehungen. Eine empathische Kommunikation zeigt Verständnis für Herausforderungen während der Eingewöhnungsphase und signalisiert Unterstützung, etwa durch gezielte Nachfragen nach dem Befinden der neuen Mitarbeitenden.

- **zu 4. Aktives Zuhören**

Ebenso wichtig ist aktives Zuhören. Es schafft Vertrauen und zeigt, dass Anliegen, Fragen und Sorgen nicht nur wahrgenommen, sondern auch ernst genommen werden. Führungskräfte sowie Mentorinnen und Mentoren oder Patinnen und Paten spielen dabei eine zentrale Rolle, indem sie aktiv auf neue Mitarbeitende eingehen und ihnen das Gefühl vermitteln, gehört und verstanden zu werden. Dies kann durch das Zusammenfassen von Äußerungen in eigenen Worten signalisiert werden. Aktives ist eine Kommunikationstechnik, bei der der Zuhörende dem Gesprächspartner volle Aufmerksamkeit schenkt, um dessen Aussagen, Gefühle und Bedürfnisse wirklich zu verstehen. Es umfasst nicht nur das Hören der Worte, sondern auch das Einfühlen in die Emotionen und das Erfassen der nonverbalen Signale. Durch Rückfragen, Paraphrasieren und bestätigende Gesten zeigt der Zuhörende, dass er aufmerksam ist und die Perspektive des Gegenübers ernst nimmt. Ziel des aktiven Zuhörens ist es, Vertrauen aufzubauen, Missverständnisse zu vermeiden und eine offene, wertschätzende Gesprächsatmosphäre zu schaffen. Parallel dazu sollte das Kommunikationsklima im Team gefördert werden, da die Interaktion mit Kolleginnen und Kollegen maßgeblich zur sozialen Integration beiträgt. Informelle Gelegenheiten wie gemeinsame Mittagessen oder Teambuilding-Aktivitäten können helfen, Barrieren abzubauen.

- **zu 5. Positives Sprachverhalten**

Dabei sollte ein positives Sprachverhalten stets im Fokus stehen. Freundliche und motivierende Worte, auch bei Fehlern, schaffen eine angenehme Atmosphäre und ermutigen die neuen Mitarbeitenden, sich aktiv einzubringen und zu lernen.

Positive oder auch lösungsorientierte Kommunikation bezeichnet eine bewusste, wertschätzende und ermutigende Art der Kommunikation, die darauf abzielt, eine konstruktive und angenehme Atmosphäre zu schaffen. Dabei werden negative oder kritische Aussagen vermieden oder so formuliert, dass sie lösungsorientiert und motivierend wirken. Positives Sprachverhalten beinhaltet die Verwendung von höflichen, freundlichen und respektvollen Worten, das Betonen von Stärken und Erfolgen sowie das Vermeiden von Schuldzuweisungen oder destruktiver Kritik. Ziel ist es, durch eine positive Sprache Vertrauen, Motivation und ein angenehmes Miteinander zu fördern.

Insgesamt ist gelingende Kommunikation ein zentraler Schlüssel für ein emotional erfolgreiches Onboarding. Sie schafft eine positive Atmosphäre, gibt Orientierung und Sicherheit und stärkt die Bindung an das Team sowie an die Einrichtung. Führungskräfte, die wertschätzend, empathisch und transparent kommunizieren, legen den Grundstein für die langfristige Motivation und Zufriedenheit ihrer neuen Pflegekräfte.

5.6 Ankommen und Wohlfühlen mit Hygge

Der erste Eindruck – der Grundstein für erfolgreiche Integration neuer Pflegekräfte
Neben kommunikativen Strategien gibt es auch äußere Faktoren, die das Ankommen erleichtern. Ein angenehmes Arbeitsumfeld kann das emotionale Wohlbefinden zusätzlich fördern – hier kommt das Konzept Hygge ins Spiel. Der erste Eindruck, den ein neuer Pflege-Mitarbeitende von seinem Arbeitsplatz, dem Team und der Führungskraft erhält, ist entscheidend für eine erfolgreiche Integration und langfristige Motivation. Bereits der erste Arbeitstag prägt die Wahrnehmung und das Gefühl, ob der neue Arbeitsplatz eine wertschätzende und unterstützende Umgebung bietet. Ein herzlicher Empfang, ein gut vorbereiteter Einarbeitungsplan und klare Kommunikation signalisieren Professionalität und Interesse an der neuen Pflegekraft.

Dieser erste Eindruck beeinflusst nicht nur die emotionale Bindung an das Team, sondern auch die Einstellung gegenüber zukünftigen Herausforderungen. Wenn sich Mitarbeitende von Anfang an willkommen und respektiert fühlen, entwickeln sie schneller Vertrauen und Zugehörigkeit. Umso wichtiger ist es, auf kleine Details zu achten – vom vorbereiteten Arbeitsplatz bis zur Unterstützung durch Patinnen und Paten. Eine positive erste Erfahrung ist daher nicht nur ein Zeichen von Wertschätzung, sondern auch ein wesentlicher Faktor, um Motivation, Zufriedenheit und Engagement im Pflegealltag zu fördern.

Wohlfühlatmosphäre à la Hygge
Die Philosophie von Hygge, ursprünglich aus Dänemark, fokussiert sich auf das Schaffen einer warmen, gemütlichen und einladenden Atmosphäre, die das Wohlbefinden und die Zufriedenheit fördert. Auf den Arbeitsplatz übertragen, bedeutet Hygge, eine Umgebung zu gestalten, die nicht nur funktional, sondern auch ange-

nehm und stressreduzierend ist. Das kann durch kleine Veränderungen wie das Hinzufügen von Pflanzen, warmem Licht oder bequemen Möbeln erreicht werden; natürlich alles im Rahmen der Hygiene- und Sicherheitsvorgaben einer Gesundheitseinrichtung. Ebenso wichtig sind soziale Aspekte: Hygge fördert Teamzusammenhalt durch gemeinsame Pausen, wertschätzende Kommunikation und eine Kultur, in der sich jeder gehört und respektiert fühlt. Durch diese Maßnahmen entsteht eine Wohlfühlatmosphäre, die nicht nur das Arbeitsklima verbessert, sondern auch die Motivation und Freude im Pflegealltag steigert.

Die Hygge-Philosophie kann in der Pflege auf verschiedene Weise umgesetzt werden, um eine Wohlfühlatmosphäre für Mitarbeitende als auch Patientinnen und Patienten bzw. Bewohnerinnen und Bewohner zu schaffen. Hier einige konkrete Beispiele:

1. **Gestaltung von Räumen**
   - **Pausenräume**: Einrichtung mit warmem Licht, gemütlichen Sofas, Decken oder Pflanzen, um einen Rückzugsort für Pflegekräfte zu schaffen.
   - **Zimmer von Patienten und Bewohnern**: Verwendung von beruhigenden Farben, weichen Stoffen und persönlicher Dekoration, um eine wohnliche Atmosphäre zu erzeugen.
2. **Förderung von Teamzusammenhalt**
   - **Gemeinsame Pausen**: Pflegekräfte können in entspannter Umgebung zusammenkommen, z. B. bei einem gemütlichen Frühstück oder einer Kaffeerunde.
   - **Teamevents**: Veranstaltungen wie ein Grillabend oder ein gemeinsamer Ausflug stärken die Beziehungen und schaffen positive Erinnerungen.
3. **Kleine Aufmerksamkeiten**
   - **Für Mitarbeitende**: Ein Korb mit Snacks, eine handgeschriebene Dankeskarte oder Blumen im Pausenraum zeigen Wertschätzung.
   - **Für Patienten oder Bewohner**: Ein warmes Getränk, frische Blumen oder das Angebot von Musik oder Büchern für ein angenehmeres Umfeld.
4. **Förderung von Achtsamkeit**
   - **Rituale**: Eine kurze Atemübung oder ein entspannender Tee vor der Schicht kann helfen, den Tag bewusst und ruhig zu beginnen.
   - **Reflexionsmomente**: Teamsitzungen, in denen auch über Erfolge und positive Erfahrungen gesprochen wird, schaffen emotionale Entlastung.
5. **Wertschätzende Kommunikation**
   - **Kollegialer Umgang**: Freundliche Worte, Dankbarkeit und gegenseitige Unterstützung stärken das Gemeinschaftsgefühl.
   - **Nähe zu Patienten und Bewohnern**: Gespräche in ruhigem Ton, Zeit für ein Lächeln oder ein freundlicher Händedruck vermitteln Nähe und Sicherheit.

Dies nur ein kurzer Einblick in das Umsetzen der dänischen Glücksphilosophie im Gesundheitswesen; mehr dazu im Buch „Hygge in der Pflege" (siehe Literaturverzeichnis am Ende dieses Kapitels). Die Integration von Hygge-Elementen kann

Freude am Pflegeberuf

In diesem Kapitel haben wir uns mit verschiedenen wichtigen Aspekten des Onboardings in der Pflege beschäftigt. Ein wesentlicher Punkt war die emotionale Landkarte des Menschen, die die hohe Relevanz der emotionalen Bedürfnisse neuer Pflegekräfte verdeutlicht. Dabei spielt gelingende Kommunikation eine zentrale Rolle, insbesondere durch aktives Zuhören, positives Sprachverhalten und Empathie, um eine vertrauensvolle Atmosphäre zu schaffen. Die 5 Sprachen der Wertschätzung sind essenziell, um Pflegekräfte im Onboarding-Prozess zu motivieren und ihnen das Gefühl zu geben, gewürdigt zu werden. Und der erste Eindruck beeinflusst maßgeblich, wie sich neue Mitarbeitende im Team integrieren und ihre Arbeit wahrnehmen. Hygge, als Philosophie des Wohlfühlens, hilft durch die Gestaltung von Arbeitsräumen und Teamzusammenhalt dabei, eine angenehme Arbeitsatmosphäre zu schaffen. Nonverbale Kommunikation spielt eine unterstützende Rolle beim Onboarding, indem sie ein Gefühl von Sicherheit und Zugehörigkeit vermittelt.

Abschließend lässt sich sagen: Pflege darf Spaß machen und Freude bringen! Wenn die Arbeitsumgebung wertschätzend, respektvoll und unterstützend gestaltet ist, steigert dies nicht nur die Zufriedenheit der Mitarbeitenden, sondern fördert auch ihre Motivation, langfristig in ihrer aktuellen Einrichtung zu bleiben sowie für die Patientinnen und Patienten oder Bewohnerinnen und Bewohner die bestmögliche Pflege zu leisten. Kombiniert mit einer positiven inneren Haltung, ausreichend Reflektions- und Feedbackfähigkeiten sowie Prozessen, die sinnstiftend für Mitarbeitende gestaltet sind, macht dies einen Großteil der Bindung zu einer neuen Einrichtung und einem neuen Team aus.

Literatur

Bauer S (2019) Empathische Kommunikation in der Pflege-Ein Fortbildungsmodul in Gewaltfreier Kommunikation für auszubildende Pflegepersonen [Masterarbeit]. Fachhochschule FH Campus Wien.

Brand-Hörsting B (2019) Wertschätzende Kommunikation für Pflegefachkräfte und Ärzte. Paderborn: Junfermann Verlag.

Breinbauer M (2020) Arbeitsbedingungen und Arbeitsbelastungen in der Pflege. Eine empirische Untersuchung in Rheinland-Pfalz. Wiesbaden: Springer Fachmedien.

Büker HJ, Schumacher M (2024) Kommunikation und Interaktion in der Pflege. Kurzlehrbuch für Ausbildung und Praxis. Göttingen: Hogrefe Verlag.

Chapman G, White P (2013) Die fünf Sprachen der Mitarbeitermotivation. Marburg: Francke Verlag.

Fischer A (2019) Hygge in der Pflege. Die dänische Glücksformel für Gesundheitsfachberufe. Heidelberg: Springer Verlag.

Gallup (2024) Gallup Engagement Index Deutschland 2024: Emotionale Mitarbeiterbindung und wirtschaftliche Auswirkungen. Berlin: Gallup Institute.

Goetz D, Reinhardt E (2016) Führung: Feedback auf Augenhöhe Wie Sie Ihre Mitarbeiter erreichen und klare Ansagen mit Wertschätzung verbinden. Wiesbaden: Springer Gabler.

Haubl R (2018) Emotionen bei der Arbeit. Reflexionshilfen für Beratende. Göttingen: Vandenhoeck und Ruprecht Verlag.

Hoinik T (2024) Emotionales Onboarding Gestaltung eines emotionalen Onboarding-Prozesses als Schlüsselelement für eine gelungene Integration. München: GRIN Verlag.

Hübler M (2022) Mit positiver Führung die Mitarbeiterbindung fördern. Etablierung einer Bindungskultur in hybriden Zeiten. Wiesbaden: Springer Gabler.

Mentzel W, Grotzfeld S, Haub C (2012) Mitarbeitergespräche erfolgreich führen – mit Arbeitshilfen online: Einzelgespräche, Meetings, Zielvereinbarungen und Mitarbeiterbeurteilungen. Freiburg: Haufe Verlag.

Moser K, Soucek R, Galais N, Roth C (2024) Onboarding. Neue Beschäftigte erfolgreich integrieren. Reihe: Praxis der Personalpsychologie. 37 Bd. Göttingen: Hogrefe Verlag.

Müllner M, Müllner C (2021) Emotional intelligent führen. Authentisch, motivierend, wirksam. Wiesbaden: Springer Gabler.

Neumann-Ponesch S (2011) Gefühlsarbeit in Pflege und Betreuung: Sichtbarkeit und Bewertung gelungener Beziehungsarbeit. Heidelberg: Springer Verlag.

PlayLearnRate (2024) Mitarbeitergespräche als Schlüssel zur Mitarbeiterzufriedenheit in der Pflege: Ein strukturiertes Konzept zur Förderung von Kommunikation, Motivation und Teamzusammenhalt. Self-published.

Mitarbeitende langfristig binden 6

> **Zusammenfassung**
>
> In diesem Kapitel geht es darum, welche Strategien und Maßnahmen dazu beitragen, Mitarbeitende langfristig für das Unternehmen zu begeistern und eine hohe Identifikation mit der Einrichtung zu fördern. Es wird thematisiert, wie wichtig es ist, in die Bindung von Mitarbeitenden zu investieren, anstatt immer wieder hohe Kosten in einen neu anlaufenden Recruiting-Prozess zu stecken. Zufriedene Mitarbeitende sind das beste Marketing für eine Pflegeeinrichtung oder ein Krankenhaus. Besonders ist die Bindung von internationalem Pflegepersonal, da hier neben der beruflichen Integration auch sprachliche und kulturelle Herausforderungen berücksichtigt werden müssen. Ein respektvoller und gut organisierter Integrationsprozess hilft, die Mitarbeitenden langfristig zu binden. Der erste Eindruck zählt, der letzte bleibt. So ist auch das Offboarding von großer Bedeutung, also der Prozess, wenn Mitarbeitende das Unternehmen verlassen. Ein positives Offboarding trägt zu einem besseren Image bei, fördert Mundpropaganda und kann dazu führen, dass ehemalige Mitarbeitende weiterhin das Unternehmen empfehlen. Letztlich zeigt sich: Zufriedene Mitarbeitende sind die beste Visitenkarte einer Gesundheitseinrichtung.

6.1 Wichtige Maßnahmen zur Bindung von Mitarbeitenden

Es gibt viele Maßnahmen, die zur langfristigen Bindung beitragen. Sechs Bausteine der Mitarbeitendenbindung (Abb. 6.1) sind unter den zahlreichen möglichen Maßnahmen in der Pflegebranche besonders entscheidend, um qualifiziertes Personal langfristig zu halten.

Abb. 6.1 Die sechs Bausteine der Mitarbeitendenbindung

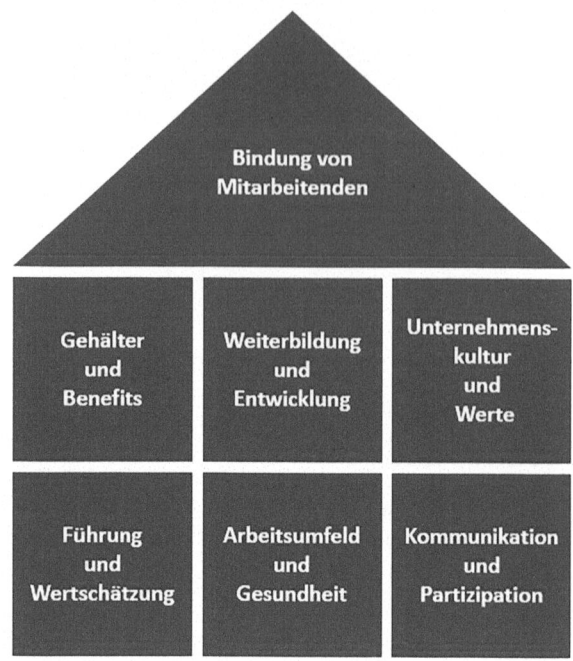

Eine Pflegeeinrichtung oder ein Krankenhaus, das aktiv auf diese Faktoren achtet, wird weniger mit Personalmangel und Fluktuation kämpfen müssen und sich als attraktive Einrichtung positionieren. Gerade in der Pflegebranche, wo Fachkräfte rar sind, ist eine gezielte Bindung von Mitarbeitenden entscheidend, um langfristig erfolgreich zu sein.

Die sechs Bausteine der Bindung von Mitarbeitenden sind zentrale Faktoren, die Kliniken und Pflegeeinrichtungen helfen, ihre Mitarbeitenden langfristig zu halten. Sie spielen eine wichtige Rolle, um Fachkräfte – besonders in anspruchsvollen Branchen wie der Pflege – motiviert und engagiert im Unternehmen zu halten.

1. Gehälter und Benefits

Obwohl eine faire Vergütung allein nicht ausreicht, bleibst sie dennoch ein wichtiger Bestandteil der Mitarbeiterbindung. Ein faires und transparentes Gehalt ist essenziell, aber nicht allein ausschlaggebend. Zusätzliche Leistungen wie betriebliche Altersvorsorge, Gesundheitsangebote, Kinderbetreuungszuschüsse, Dienstpläne mit hoher Planbarkeit oder Zusatzurlaub zeigen Wertschätzung und verbessern die Attraktivität des Unternehmens. Pflegekräfte möchten für ihre anspruchsvolle Arbeit angemessen entlohnt werden, und eine faire Bezahlung signalisiert Wertschätzung und Anerkennung ihrer Leistung.

Beispiele aus dem Pflegealltag
- **Zuschläge und Boni**: Neben einem fairen Grundgehalt werden Zuschläge für Wochenend- und Nachtdienste sowie eine Weihnachtsgratifikation angeboten.
- **Betriebliche Gesundheitsförderung**: Massagen, Rückenschulungen oder kostenloses Obst für Pflegekräfte zur Förderung der Gesundheit.
- **Betriebliche Altersvorsorge**: Betrieb beteiligt sich an der Altersvorsorge, um finanzielle Sicherheit für die Mitarbeiter zu gewährleisten.
- **Rabatte und Vergünstigungen**: Pflegekräfte erhalten Vergünstigungen bei Fitnessstudios, Wellnessangeboten oder Einkaufsgutscheine.

2. Weiterbildung und Entwicklung

Mitarbeitende möchten sich weiterentwickeln und neue Fähigkeiten erlernen. Unternehmen, die Fort- und Weiterbildungen, Karriereperspektiven und persönliche Entwicklungsmöglichkeiten anbieten sowie Weiterbildungen finanziell und zeitlich unterstützen, erhöhen die Zufriedenheit und verhindern Abwanderung zu anderen Einrichtungen.

Beispiele aus dem Pflegealltag
- **Regelmäßige Schulungen**: Eine Pflegeeinrichtung bietet Schulungen zu Kinästhetik oder Demenzbetreuung an, um die Mitarbeitende fachlich weiterzubringen sowie überfachliche Themen wie Resilienz, positive innere Haltung, Yoga – sei es in Präsenzseminaren oder Webinaren.
- **Karrierepfade ermöglichen**: Eine Altenpflegerin möchte sich zur Praxisanleiterin weiterbilden – die Einrichtung übernimmt die Kosten und unterstützt sie zeitlich.
- **Coaching und Patenmodell**: Neue Mitarbeitende werden von erfahrenen Pflegekräften begleitet, um eine strukturierte Einarbeitung zu gewährleisten.
- **Abwechslungsreiche Aufgaben**: im Rahmen der Aufgaben der Stationen bietet die Einrichtung Möglichkeiten zu Jobrotation.

3. Unternehmenskultur und Werte

Eine positive Unternehmenskultur sorgt dafür, dass sich Mitarbeitende mit der Einrichtung identifizieren. Transparenz, offene Kommunikation, gegenseitige Wertschätzung und ein respektvoller Umgang fördern das Zugehörigkeitsgefühl und stärken die emotionale Bindung. Pflegekräfte bleiben eher in einer Einrichtung, wenn sie sich respektiert und als wichtiger Teil des Teams fühlen.

Beispiele aus dem Pflegealltag
- **Offene Kommunikation**: Eine Pflegeleitung, die regelmäßig Teammeetings abhält, in denen Anliegen der Mitarbeitenden ernst genommen und konstruktiv behandelt werden.

- **Gemeinsame Werte leben**: Wenn die Einrichtung großen Wert auf eine würdevolle Pflege legt, sollte dies auch in den Abläufen sichtbar sein – z. B. durch genug Zeit für die individuelle Betreuung der Patienten und Bewohner.
- **Fehlertoleranz**: Statt Schuldzuweisungen werden Fehler als Lernchancen gesehen, und es gibt ein funktionierendes Beschwerdemanagement.

4. Führung und Wertschätzung

Führungskräfte haben einen großen Einfluss auf die Zufriedenheit und Loyalität der Mitarbeitenden. Ein wertschätzender Führungsstil, regelmäßiges Feedback, Anerkennung von Leistung und eine offene Fehlerkultur tragen dazu bei, dass sich Mitarbeitende ernst genommen und motiviert fühlen. Schulungen für Führungskräfte können zusätzlich helfen, ein empathisches und unterstützendes Führungsverhalten zu fördern.

Beispiele aus dem Pflegealltag
- **Lob und Anerkennung**: Ein Pflegedienstleiter lobt eine Pflegekraft für den besonders liebevollen Umgang mit einem dementen Bewohner oder schwierigen Patienten und bedankt sich persönlich, zeitnah und konkret.
- **Regelmäßige Mitarbeitergespräche**: Die Pflegedienstleitung setzt sich vierteljährlich mit jeder Pflegekraft zusammen, um über deren Wünsche, Belastungen und Entwicklungsmöglichkeiten zu sprechen.
- **Partizipation ermöglichen**: Eine Pflegekraft hat eine Idee zur Verbesserung der Abläufe oder Prozesse – und die Leitung setzt sie nach Prüfung gemeinsam mit einem ausgewählten Projektteam um.

5. Arbeitsumfeld und Gesundheit

Ein angenehmes Arbeitsumfeld, gute Ausstattung und gesunde Arbeitsbedingungen fördern die Motivation. Gleichzeitig sind flexible Arbeitszeiten, eine ausgewogene und individuelle Vereinbarkeit von Beruf und Privatleben essenziell. Außerdem bedarf es Maßnahmen zur Gesundheitsprävention und Stressreduktion, um Mitarbeitende langfristig zu halten. Ein mitarbeiterfreundlicher Dienstplan beziehungsweise eine autonome Dienstplangestaltung, in der die Teams selber die Pläne gemeinsam gestalten, trägt genauso zur Zufriedenheit aller Beschäftigten bei wie moderne digitale Tools zur Arbeitsorganisation.

Beispiele aus dem Pflegealltag
- **Planbare und flexible Dienstpläne**: Mitarbeitende dürfen Dienstwünsche äußern und bekommen verlässliche Schichtpläne, sodass sie Beruf und Familie besser vereinbaren können oder planen ihre Dienstpläne autonom selber.
- **Gute technische Ausstattung**: Moderne Hilfsmittel wie Hebelifter oder digitale Dokumentation erleichtern die Arbeit und reduzieren körperliche Belastungen.
- **Ausreichend Personal**: Die Einrichtung sorgt dafür, dass genügend Pflegekräfte im Dienst sind, sodass die Arbeitsbelastung tragbar bleibt.
- **Kostenlose gesunde Verpflegung**: wie Getränke oder Obst auf den Stationen.

6. Kommunikation und Partizipation
Nicht zuletzt ist eine transparente und offene Kommunikation innerhalb des Unternehmens entscheidend. Pflegekräfte fühlen sich stärker mit ihrer Einrichtung verbunden, wenn sie regelmäßig über wichtige Entwicklungen informiert werden und in Entscheidungsprozesse einbezogen sind. Maßnahmen wie Befragungen von Mitarbeitenden, regelmäßige Meetings und digitale Austauschplattformen tragen dazu bei, das Engagement der Beschäftigten zu fördern und eine Kultur der Mitbestimmung zu etablieren.

Beispiele aus dem Pflegealltag
- **Regelmäßige Feedbackrunden**: In monatlichen Teamsitzungen dürfen Mitarbeitende ihre Meinung zu Abläufen äußern und Vorschläge machen.
- **Anonyme Feedback-Möglichkeiten**: Eine Einrichtung stellt eine „Wünsche-Box" auf, in der Mitarbeitende Verbesserungsvorschläge anonym abgeben können.
- **Digitale Kommunikationsplattformen**: Eine WhatsApp-Gruppe oder eine interne App hält alle über Neuigkeiten und Dienstplanänderungen auf dem Laufenden.

Zusammenfassend lässt sich sagen, dass die langfristige Bindung von Mitarbeitenden in der Pflege nur dann gelingt, wenn alle relevanten Faktoren berücksichtigt werden. Ein motivierendes Arbeitsumfeld, wertschätzende Führung, Entwicklungsmöglichkeiten, faire Vergütung, Partizipation und offene Kommunikation sind essenzielle Bausteine, um Pflegekräfte dauerhaft im Unternehmen zu halten. Mitarbeitende, die sich wohlfühlen, sind nicht nur zufriedener, sondern leisten auch bessere Arbeit, was letztlich die Qualität der Pflege verbessert. Gleichzeitig reduziert eine niedrige Fluktuation die Kosten für Neueinstellungen und entlastet das bestehende Team. Wer langfristig erfolgreich sein will, muss daher aktiv und strategisch in die Bindung von Mitarbeitenden investieren.

Die Bedeutung der Interprofessionalität
Bei den genannten sechs Bausteinen der Bindung von Mitarbeitenden kommt es wie beim professionellen Onboarding darauf an, dass prozessuale Elemente (siehe Kap. 4) sowie emotionale Aspekte (siehe Kap. 5) ineinandergreifen und sich gegenseitig ergänzen. So spielt auch eine gute interprofessionelle Zusammenarbeit zwischen Pflegekräften und Ärztinnen und Ärzten eine zentrale Rolle in der Bindung von Mitarbeitenden im Gesundheitswesen. Ein respektvoller und wertschätzender Umgang steigert die Arbeitszufriedenheit, reduziert Stress und fördert eine positive Teamkultur.

Klare Kommunikation und geregelte Zuständigkeiten verhindern Überlastung und senken das Burnout-Risiko. Zudem verbessert eine effiziente Zusammenarbeit die Versorgung von Patientinnen und Patienten, was zu mehr beruflicher Erfüllung führt. Ein harmonisches Arbeitsklima und gemeinsame Entscheidungsfindung stärken das Zugehörigkeitsgefühl und verringern die Fluktuation. Einrichtungen, die eine gute Teamkultur fördern, profitieren von stabileren Teams und höherer Versorgungsqualität.

Es braucht Augenhöhe: Ärztinnen und Ärzte können ohne die Pflege, und die Pflege ohne die Ärztinnen und Ärzte keine umfassende Versorgung im Gesundheitswesen leisten. Das darf sich manch eine Einrichtung bewusst machen, damit es zum Wohle aller um ein klares Miteinander statt eines kräftezehrenden Gegeneinanders geht.

6.2 Top 5 der Kündigungsgründe

Häufig merken es die Mitarbeitenden an physischen oder psychischen Symptomen, wenn etwas auf der Arbeitsstelle nicht mehr passt: Bauchschmerzen, Übellaunigkeit, Unzufriedenheit sind meist die ersten Anzeichen, sich im Job nicht mehr wohlzufühlen. Bis zur inneren und dann auch faktischen Kündigung ist dann oft nicht mehr weit. Niemand trifft diese Entscheidung leichtfertig, doch fast alle Menschen treffen sie aus dem Bauch heraus – wie übrigens alle Entscheidungen aufgrund emotionaler Befindlichkeiten getroffen werden. Der Kopf, der Verstand begründet und legitimiert die Entscheidung lediglich, aber getroffen wird sie woanders.

Hier sind die fünf häufigsten Kündigungsgründe und ihre Hintergründe:

- **1. Hohe Arbeitsbelastung durch Personalmangel**
- **2. Fehlende Wertschätzung und schlechte Führung**
- **3. Mangelnde Flexibilität von Arbeitszeitmodellen**
- **4. Nicht angemessene Bezahlung**
- **5. Fehlen von Entwicklungsmöglichkeiten und Perspektiven**

Pflegekräfte kündigen häufig aus Gründen, die vermeidbar wären, wenn Einrichtungen gezielt auf Bindung von Mitarbeitenden setzen würden. In der Pflegebranche ist die Fluktuation hoch und die Gründe dafür meist vermeidbar. Wenn die Führungskräfte frühzeitig erkennen, dass Mitarbeitende überlastet sind, können sie rechtzeitig und präventiv positiv dagegen steuern.

zu 1. Hohe Arbeitsbelastung durch Personalmangel
Eine der Hauptursachen ist die hohe Arbeitsbelastung durch Personalmangel. Viele Pflegekräfte fühlen sich überfordert, da es an ausreichend Kolleginnen und Kollegen fehlt, um dem großen Zeitdruck und dem hohen Aufkommen an Patientinnen und Patienten standzuhalten. So kommt es, dass aufgrund kapazitätsbedingter Verlegungen in der Krankenpflege Stationen häufig die Betreuung von Patientinnen und Patienten übernehmen, deren spezifische Erkrankungen und Bedürfnisse außerhalb ihres eigentlichen Fachbereichs liegen. Das Pflegepersonal fühlt sich in solchen Situationen oft nicht ausreichend dafür ausgebildet, den besonderen An-

forderungen gerecht zu werden. Die Kombination aus hoher Arbeitsbelastung, zusätzlicher Bürokratie und mangelnden Pausen führt zu Stress und Erschöpfung. Um diesem Problem entgegenzuwirken, sollten Einrichtungen gezielt für eine bessere Personalplanung sorgen, stabile oder auch autonome Dienstpläne erstellen und digitale Hilfsmittel nutzen, um Pflegekräfte zu entlasten. Auch der Ausbau von Hilfspersonal für nicht-pflegerische Tätigkeiten kann helfen.

zu 2. Fehlende Wertschätzung und schlechte Führung
Neben strukturellen Herausforderungen spielt der zwischenmenschliche Faktor eine entscheidende Rolle. Fehlende Wertschätzung und schlechte Führung gehören zu den häufigsten Gründen, warum Mitarbeitende sich für eine Kündigung entscheiden. Viele Pflegekräfte haben das Gefühl, dass ihre Arbeit nicht anerkannt und wertgeschätzt wird. Ein autoritärer Führungsstil, mangelndes Feedback oder ungerechte Behandlung tragen zur Unzufriedenheit bei. Führungskräfte sollten daher eine aktive Kultur der Wertschätzung etablieren, regelmäßig Anerkennung zeigen, positive Feedback-Gespräche führen (siehe Abschn. 4.4) und Mitarbeitende in Entscheidungen einbeziehen. Schon kleine Gesten wie ein Dankeschön oder Lob für besondere Leistungen können die Motivation erheblich steigern. Das Wissen darum, dass Menschen Wertschätzung ganz unterschiedlich wahrnehmen (siehe Abschn. 5.5) kann gut weiter helfen.

Führungskräfte sollten außerdem regelmäßig die Möglichkeit haben, den laufend neuen Herausforderungen, die an ihre Position gestellt werden, zu reflektieren und zu bearbeiten. Hier können Maßnahmen wie maßgeschneiderte Führungskräfte-Schulungen, moderierte kollegiale Beratungen oder Einzelcoachings entscheiden unterstützen.

zu 3. Mangelnde Flexibilität von Arbeitszeitmodellen
Auch die mangelnde Flexibilität von Arbeitszeitmodellen spielt eine große Rolle bei Kündigungen in der Pflege. Unregelmäßige Schichten, kurzfristige Dienstplanänderungen und viele Überstunden erschweren es den Pflegekräften, Beruf und Privatleben zu vereinbaren. Besonders belastend sind unvorhersehbare Änderungen, die es fast unmöglich machen, private Termine zu planen.

Einrichtungen sollten daher flexible Arbeitszeitmodelle anbieten, verlässliche Dienstpläne gewährleisten und Mitarbeitenden Mitspracherecht bei ihren Schichten einräumen. Ein Arbeitszeitkonto für Überstunden oder auch eine Honorierung für Springer kann ebenfalls dazu beitragen, Überlastung zu vermeiden.

Zusätzlich könnten Pflegeeinrichtungen und Kliniken verstärkt auf digitale Lösungen zur Dienstplanung setzen, die eine bessere Planbarkeit und transparente Kommunikation ermöglichen. Beispielsweise könnten Mitarbeitende über eine App frühzeitig Wünsche für ihre Schichten angeben oder Dienstpläne in Echtzeit einsehen. Auch die Einführung von Wahlarbeitszeitmodellen, wie einer Vier-Tage-Woche oder festen freien Wochenenden im Rotationsprinzip, kann die Zufriedenheit erhöhen.

Darüber hinaus kann eine gezielte Personalaufstockung helfen, Engpässe zu vermeiden und spontane Dienstplanänderungen zu reduzieren. Die Schaffung von Pool-Teams oder Springer-Pools, die gezielt für kurzfristige Ausfälle einspringen, entlastet das Stammpersonal. Schließlich ist eine offene Feedback-Kultur essenziell, bei der Mitarbeitende regelmäßig Rückmeldung zu ihrer Arbeitsbelastung geben können und gemeinsam Lösungen erarbeitet werden.

zu 4. Nicht angemessene Bezahlung
Neben den Arbeitsbedingungen ist auch die Bezahlung einer der häufigsten Gründe für Abwanderungen. Viele Pflegekräfte empfinden ihr Gehalt als nicht angemessen im Verhältnis zur hohen Verantwortung und Belastung. Insbesondere in privaten Einrichtungen oder ambulanten Diensten gibt es oft große Gehaltsunterschiede. Einrichtungen sollten daher nicht nur auf ein faires Grundgehalt achten, sondern auch zusätzliche finanzielle Anreize schaffen, wie etwa Zuschläge für Nacht- und Wochenendarbeit, betriebliche Altersvorsorge oder steuerfreie Zulagen. Solche Zusatzleistungen können die Attraktivität des Berufs erheblich steigern.

Zusätzlich könnten Pflegeeinrichtungen und Kliniken leistungsbezogene Boni oder Treueprämien einführen, um langjährige Mitarbeitende zu halten und besondere Leistungen zu honorieren. Auch eine transparente Gehaltsstruktur mit klaren Entwicklungsmöglichkeiten kann dazu beitragen, dass sich Pflegekräfte wertgeschätzt fühlen.

Ein weiterer wichtiger Aspekt ist die finanzielle Unterstützung bei Weiterbildungen. Durch die Übernahme von Fortbildungskosten oder bezahlte Freistellungen für Qualifizierungsmaßnahmen können Einrichtungen ihre Mitarbeitenden langfristig binden und ihnen attraktive Karriereperspektiven bieten.

Darüber hinaus könnten Sachleistungen wie Jobtickets, Tankgutscheine oder Zuschüsse zur Kinderbetreuung eine zusätzliche Entlastung schaffen. Gerade in Zeiten steigender Lebenshaltungskosten können solche Benefits den Pflegeberuf finanziell attraktiver machen und die Motivation der Mitarbeitenden stärken.

zu 5. Fehlen von Entwicklungsmöglichkeiten und Perspektiven
Der letzte wichtige Kündigungsgrund ist das Fehlen von Entwicklungsmöglichkeiten und Perspektiven. Pflegekräfte, die keine Chance auf Weiterbildung oder Karriereentwicklung sehen, wechseln oft zu anderen Einrichtungen oder verlassen die Branche ganz. Um dem entgegenzuwirken, sollte gezielt in die Weiterbildung von Mitarbeitenden investieren und Karrierepfade innerhalb der Einrichtung aufgezeigt werden. Fortbildungen in Bereichen wie Intensivpflege, Palliativpflege oder Wundmanagement sowie die Möglichkeit zur Weiterbildung zur Pflegedienstleitung können Pflegekräften neue Perspektiven bieten und ihre langfristige Bindung an das Unternehmen stärken. Wer Perspektiven sieht, bleibt eher in der Einrichtung.

Zusätzlich könnten Pflegeeinrichtungen Mentoring-Programme einführen, in denen erfahrene Pflegekräfte ihr Wissen an jüngere Kolleginnen und Kollegen weitergeben. Dies fördert nicht nur den fachlichen Austausch, sondern stärkt auch das Zugehörigkeitsgefühl im Team und schafft eine Kultur der Wertschätzung.

Ein weiteres effektives Instrument sind individuell zugeschnittene Entwicklungspläne, die gemeinsam mit den Mitarbeitenden erarbeitet werden. Diese könnten regelmäßige Gespräche über Karriereziele, Weiterbildungen und mögliche Aufstiegschancen beinhalten.

Schließlich kann die Schaffung von Spezialistenrollen innerhalb der Einrichtung attraktiv sein. Pflegekräfte könnten sich auf bestimmte Fachbereiche spezialisieren und so mehr Verantwortung übernehmen, ohne zwingend eine Leitungsposition anstreben zu müssen. Dies bietet eine Alternative für diejenigen, die sich fachlich weiterentwickeln möchten, ohne aus der direkten Pflege auszusteigen.

Zusammenfassend lässt sich sagen, dass die fünf häufigsten Kündigungsgründe in der Pflege in vielen Fällen vermeidbar sind. Einrichtungen, die Wertschätzung zeigen, Arbeitsbedingungen verbessern, flexible Arbeitszeiten ermöglichen, faire Gehälter zahlen und Entwicklungschancen bieten, können ihre Pflegekräfte langfristig binden und die hohe Fluktuation in der Branche reduzieren.

Was bedeutet das für ein erfolgreiches Onboarding?
Arbeitgeber, die gezielt Maßnahmen ergreifen, um diese Probleme zu lösen, können nicht nur die Zufriedenheit ihrer Mitarbeitenden verbessern, sondern auch die hohe Fluktuation in der Pflegebranche reduzieren. Ein wertschätzendes Arbeitsumfeld, faire Gehälter, verlässliche Dienstpläne und Weiterbildungsmöglichkeiten sind entscheidende Faktoren, um Pflegekräfte langfristig in der Organisation zu halten.

Ein gutes Onboarding-Programm muss somit mehr bieten als eine bloße Einarbeitung in Abläufe. Es sollte den häufigsten Kündigungsgründen gezielt vorbeugen und Lösungen von Anfang an in den Arbeitsalltag integrieren. Eine schrittweise Einführung mit angemessener Arbeitsbelastung, eine wertschätzende Begrüßungskultur, klare Dienstpläne, transparente Gehaltsinformationen und Karriereperspektiven sind wesentliche Bausteine, um neue Pflegekräfte langfristig zu halten. Wer bereits in den ersten Wochen für ein positives Erlebnis sorgt, schafft eine starke Bindung und reduziert das Risiko von frühzeitigen Kündigungen erheblich.

Unterschiede bei den Generationen
Laut einer Studie aus dem Jahr 2023 von XING und Appinio hegt die Hälfte der Deutschen den Wunsch, bereits nach einem Jahr im neuen Job diesen wieder zu wechseln. Die Hälfte aller Deutschen, die gekündigt haben, haben dies im Verlauf der Probezeit oder zumindest innerhalb des ersten Jahres getan.

Besonders ausgeprägt ist die Wechselbereitschaft bei der Generation Y (geboren zwischen den frühen 1980ern und späten 1990ern), die kurz nach Aufnahme einer neuen Anstellung eine klare Entscheidung treffen. Mit einem Anteil von 58 % zeigen sie die höchste Neigung zur Kündigung innerhalb der ersten zwölf Monate um Vergleich zu anderen Generationen.

Auch die Altersgruppe der 18- bis 29-Jährigen (Generation Z) erkennt frühzeitig Gründe und zeigt eine deutliche Affinität für Veränderungen. Bei den Generationen, die aktuell 50 Jahre alt oder älter sind (Babyboomer und Generation X), ist der Drang nach freiwilliger Veränderung hingegen kaum spürbar. Hier ist es eher die

körperliche oder mentale Überlastung, die zu dem Gefühl führen, diesen Beruf nicht weiter ausführen zu können.
Zu den Bedürfnissen der unterschiedlichen Generationen siehe auch Abschn. 3.4.

6.3 Investition in die Bindung von Mitarbeitenden statt ins Recruiting

Ein professionelles Onboarding und eine gezielte Mitarbeiterbindung sind essenziell, um Pflegekräfte langfristig im Unternehmen zu halten und natürlich auch die Qualität der Versorgung zu sichern. Viele Pflegeeinrichtungen setzen stark auf kontinuierliches Recruiting, um offene Stellen zu besetzen, doch die ständige Suche nach neuen Mitarbeitenden verursacht hohe Kosten und belastet das bestehende Team. Stattdessen lohnt es sich, in eine strukturierte Einarbeitung und nachhaltige Maßnahmen zur Bindung von Mitarbeitenden zu investieren.

Kosteneinsparungen
Ein großer Vorteil liegt in der Kosteneinsparung durch eine geringere Fluktuation. Jede Kündigung bedeutet nicht nur zusätzliche Ausgaben für Stellenanzeigen und Bewerbungsprozesse, sondern auch erhebliche Produktivitätsverluste. Ein durchdachtes Onboarding sorgt dafür, dass neue Mitarbeitende sich schneller einarbeiten, sich im Unternehmen wohlfühlen und langfristig bleiben. Dadurch reduziert sich der ständige Bedarf an Neueinstellungen, was den administrativen Aufwand und die Kosten senkt.

Starke Mitarbeiterbindung
Zudem führt eine starke Mitarbeiterbindung zu einer höheren Arbeitszufriedenheit und entlastet das Team. Wenn laufend neue Pflegekräfte eingearbeitet werden müssen, bedeutet das zusätzlichen Stress für die bestehende Belegschaft. Wer hingegen langfristig im Unternehmen bleibt, arbeitet eingespielter und effizienter, was sich positiv auf den Arbeitsalltag und die Motivation auswirkt. Gleichzeitig profitieren die Patienten oder Bewohner von einer höheren Pflegequalität, da erfahrene Teams effektiver zusammenarbeiten, sich besser abstimmen und eine vertraute Umgebung schaffen.

Positives Arbeitsklima
Ein stabiles Team trägt außerdem zu einem positiven Arbeitsklima bei. Hohe Fluktuation sorgt oft für Unsicherheit und Unruhe im Betrieb, während eine gezielte Integration neuer Mitarbeitender Vertrauen und Kontinuität schafft. Wer sich von Anfang an wertgeschätzt und unterstützt fühlt, identifiziert sich stärker mit dem Unternehmen und entwickelt eine höhere Loyalität. Dazu gehört nicht nur eine strukturierte Einarbeitung, sondern auch regelmäßiges Feedback, Entwicklungsmöglichkeiten und ein respektvolles Miteinander.

Attraktivität der Einrichtung
Darüber hinaus steigert ein gutes Onboarding die Attraktivität des Unternehmens. Pflegekräfte bevorzugen Einrichtungen, die nicht nur mit einer fairen Bezahlung, sondern auch mit einer positiven Unternehmenskultur, Weiterbildungsmöglichkeiten und einer gesunden Führung überzeugen. Wer in seine bestehenden Mitarbeitenden investiert, muss sich weniger um die Rekrutierung neuer Fachkräfte sorgen und kann langfristig auf ein motiviertes, stabiles Team bauen.

Zusammenfassend zeigt sich, dass der Fokus auf professionelles Onboarding und eine nachhaltige Bindung von Mitarbeitenden viele Vorteile bringt. Wer von Anfang an in seine Mitarbeitenden investiert, spart nicht nur Kosten, sondern schafft auch die Grundlage für langfristigen Erfolg in der Pflegebranche.

Zufriedene Mitarbeitende sind das beste Marketing
Zufriedene Mitarbeitende sind zweifellos eines der wertvollsten Marketinginstrumente für ein Unternehmen. In einer Zeit, in der der Fachkräftemangel besonders in der Pflegebranche immer spürbarer wird, wird die Bedeutung einer starken Arbeitgebendenmarke immer offensichtlicher. Zufriedene Mitarbeitende, die sich respektiert und wertgeschätzt fühlen, sind nicht nur produktiver und engagierter, sondern auch die besten Botschafter für das Unternehmen. Sie tragen durch ihre positiven Erfahrungen und ihre gelebte Zufriedenheit dazu bei, potenzielle neue Mitarbeitende anzulocken – und das auf authentische Weise.

Wenn Beschäftigte von ihrem Arbeitgeber begeistert sind, teilen sie diese Erfahrung oft in ihrem sozialen Umfeld; sei es in persönlichen Gesprächen oder über soziale Netzwerke. Zufriedene Angestellte erzählen von den positiven Aspekten ihrer Arbeit, den guten Arbeitsbedingungen und der gesunden Unternehmenskultur. Diese Mundpropaganda hat einen enormen Einfluss auf die Wahrnehmung des Unternehmens nach außen. In einer Zeit, in der potenzielle Bewerberinnen und Bewerber oft gezielt nach Erfahrungen von aktuellen oder ehemaligen Mitarbeitenden suchen, ist diese Art von authentischer Werbung unbezahlbar.

Starke Arbeitgebermarke
Ein zufriedenes Team sorgt für eine starke Arbeitgebermarke. Ein Arbeitsplatz, an dem Mitarbeitende sich wohlfühlen, wird schnell als attraktiv wahrgenommen. Wer Wert auf seine Mitarbeitenden legt, investiert in ihre Weiterbildung, bietet eine gesunde flexible Arbeitszeitregelung und sorgt für eine positive Arbeitsatmosphäre. Es wird klar signalisiert, dass die Bedürfnisse und das Wohlbefinden der Beschäftigten ernst genommen werden (siehe hierzu auch Abschn. 3.2). Solche Unternehmen sind oft in der Lage, qualifizierte Fachkräfte anzuziehen, die auf der Suche nach einem positiven Arbeitsumfeld sind. Ein positives Image als wertschätzende und attraktive Einrichtung spricht sich schnell herum und wird zum Magneten für neue Talente.

Rekrutierung neuer Fachkräfte
Zufriedenheit am Arbeitsplatz beeinflusst nicht nur die Bindung von Mitarbeitenden, sondern auch die Rekrutierung neuer Fachkräfte. Ein Unternehmen, das die Bedürfnisse seiner Angestellten ernst nimmt, wird als stabil, zuverlässig und respektvoll wahrgenommen – Werte, die gerade in der Pflegebranche von großer Bedeutung sind. Wenn bestehende Mitarbeitende ihre positiven Erfahrungen weitergeben, ziehen sie nicht nur neue Talente an, sondern fördern auch eine langfristige Beziehung zu ihren Arbeitgebenden. Diese Form von Empfehlung ist wesentlich effektiver als jede noch so teure Werbekampagne - die neue Mitarbeitende anziehen soll -, da sie auf ehrlicher und authentischer Kommunikation beruht.

Zusammenfassend lässt sich sagen, dass zufriedene Mitarbeitende das beste Marketing sind, weil sie durch ihre eigenen positiven Erlebnisse und ihre Weiterempfehlungen die Organisation in einem positiven Licht darstellen. Dies zieht nicht nur neue Mitarbeitende an, sondern stärkt auch die Attraktivität der Einrichtung und sorgt für eine stabile und motivierte Belegschaft, die langfristig zum Erfolg des Unternehmens beiträgt.

6.4 Bindung internationaler Pflegefachpersonen

Die Bindung von internationalem Pflegepersonal ist eine zunehmend wichtige Herausforderung, besonders angesichts des Fachkräftemangels in der Pflegebranche. Internationale Fachkräfte bringen nicht nur wertvolle Expertise, sondern auch kulturelle Vielfalt in das Team. Um diese Fachkräfte langfristig zu halten – auch über den Onboarding-Prozess hinaus (siehe Abschn. 3.5), gibt es mehrere Schlüsselfaktoren, die beachtet werden sollten.

Kulturelle Integration und Wertschätzung
Internationales Pflegepersonal bringt nicht nur Fachwissen mit, sondern auch eine andere kulturelle Perspektive. Es ist wichtig, eine Umgebung zu schaffen, in der sich Mitarbeitende aus verschiedenen Kulturkreisen willkommen und langfristig respektiert fühlen. Das bedeutet, dass kulturelle Unterschiede aktiv berücksichtigt werden, sei es durch interkulturelle Schulungen für das Team oder durch die Integration kultureller Bedürfnisse und Bräuche in den Arbeitsalltag. Pflegekräfte aus anderen Ländern sollten sich nicht nur in ihrer Arbeit, sondern auch in ihrer persönlichen Identität akzeptiert und wertgeschätzt fühlen.

Beispiel Ein internationales Pflegekraftteam könnte regelmäßige interkulturelle Austauschprogramme oder Feiern von internationalen Feiertagen und Traditionen durchführen, um das Verständnis und die Bindung zu stärken. Auch Workshops um über die unterschiedliche Philosophie und Herangehensweise an Pflege in den jeweiligen Herkunftsländern können für das gesamte Team förderlich sein.

Sprachliche Unterstützung und Kommunikation

Eine der größten Herausforderungen für internationales Pflegepersonal ist oft die Sprache. Missverständnisse und Kommunikationsbarrieren können zu Unsicherheit und Stress führen. Arbeitgeber sollten sicherstellen, dass Sprachbarrieren frühzeitig adressiert werden. Sprachkurse, die speziell auf den Pflegebereich ausgerichtet sind, können helfen, die Kommunikation zu verbessern und den Mitarbeitenden das Gefühl zu geben, verstanden zu werden. Zudem sollte eine offene und klare Kommunikation gefördert werden, in der Mitarbeiter ermutigt werden, Fragen zu stellen und bei Bedarf Unterstützung anzufordern.

Beispiel Sprachkurse oder die Bereitstellung von Übersetzungsdiensten und mehrsprachigen Materialien können internationale Pflegekräfte unterstützen.

Mentoring und Unterstützung beim Integrationsprozess

Der Einstieg in ein neues Land und ein neues Arbeitsumfeld kann herausfordernd sein. Pflegekräfte, die aus dem Ausland kommen, benötigen oft eine individuelle Betreuung und Unterstützung, um sich in ihrem neuen Umfeld zurechtzufinden. Ein Mentoring oder Paten-Programm kann helfen, den Integrationsprozess zu erleichtern, indem ein erfahrener Kollege als Ansprechpartner zur Seite steht. Dies gibt neuen Mitarbeitenden nicht nur Orientierung in ihrer neuen Rolle, sondern auch emotionale Unterstützung, um sich schneller im Team und der Kultur des Unternehmens zurechtzufinden.

Beispiel Ein Mentor bzw. Pate kann nicht nur bei beruflichen Fragen unterstützen, sondern auch praktische Tipps zum Leben im neuen Land geben, z. B. bei der Wohnungssuche oder der Bürokratie.

Karriereentwicklung und Weiterbildungsmöglichkeiten

Internationale Pflegekräfte suchen häufig nach Möglichkeiten zur beruflichen Weiterentwicklung und möchten sich im Gesundheitswesen weiterqualifizieren. Arbeitgeber, die Fortbildungs- und Weiterbildungsmöglichkeiten anbieten, schaffen eine langfristige Perspektive für ihre Mitarbeitenden. Spezielle Programme zur Anerkennung ausländischer Qualifikationen und Fachweiterbildungen im Pflegebereich fördern nicht nur die fachliche Entwicklung, sondern stärken auch die Bindung zum Arbeitgeber, da sich Pflegekräfte wertgeschätzt und gefördert fühlen.

Beispiel Arbeitgeber könnten ein Budget für die Fort- und Weiterbildung von internationalen Pflegekräften bereitstellen, etwa für die Anerkennung von ausländischen Abschlüssen oder für spezielle Schulungen in der pflegerischen Praxis.

Integration ins Team und Arbeitsplatzkultur
Die Eingliederung in das bestehende Team ist ein wesentlicher Aspekt der Mitarbeiterbindung. Internationale Pflegekräfte sollten nicht isoliert oder als „extern" wahrgenommen werden. Team-building-Maßnahmen und regelmäßige Austauschformate helfen, Barrieren zu überwinden und ein respektvolles, inklusives Arbeitsumfeld zu schaffen. Das Fördern von Teamarbeit und interkultureller Kommunikation innerhalb des Teams stärkt den Zusammenhalt und trägt zu einem angenehmen Arbeitsklima bei.

Beispiel Gemeinsame Teamevents, wie Workshops oder offizielle und informelle Treffen, können dazu beitragen, dass internationale Pflegekräfte sich schneller als Teil des Teams fühlen.

Familienfreundliche Angebote und soziale Unterstützung
Viele internationale Pflegekräfte kommen mit ihren Familien ins neue Land. Daher ist es wichtig, auch die Bedürfnisse der Familien zu berücksichtigen. Arbeitgeber, die familienfreundliche Angebote wie Unterstützung bei der Wohnungssuche, Kinderbetreuung oder beim Visumsprozess bereitstellen, zeigen, dass sie die ganze Lebenssituation ihrer Mitarbeitenden ernst nehmen. Solche Unterstützungsangebote können die Mitarbeiterbindung erheblich stärken, da sie den Pflegekräften helfen, sich schneller einzuleben und ihre Arbeit besser mit ihrem privaten Leben in Einklang zu bringen.

Beispiel Die Unterstützung bei der Kinderbetreuung oder Hilfe beim Erlernen der Landessprache für Familienangehörige kann einen großen Unterschied für die Bindung internationaler Mitarbeitender machen.

Faire Bezahlung und Arbeitsbedingungen
Ein weiterer wichtiger Aspekt für die Bindung von internationalem Pflegepersonal ist eine faire Bezahlung und die Anerkennung der Arbeit. Oftmals kommen Pflegekräfte aus Ländern, in denen das Lohnniveau niedriger ist, und erwarten daher ein wettbewerbsfähiges Gehalt sowie gute Arbeitsbedingungen. Arbeitgeber sollten sicherstellen, dass die Vergütung fair und transparent ist und mit den Lebenshaltungskosten im jeweiligen Land übereinstimmt. Transparente Gehaltsstrukturen und die Möglichkeit für Überstundenvergütung oder Sonderleistungen stärken die Zufriedenheit und die langfristige Bindung.

Beispiel Ein transparentes Gehaltssystem und die Möglichkeit zur Leistungsauszeichnung durch Boni oder zusätzliche Benefits, wie etwa ein Gesundheitsbudget, können die Zufriedenheit und Motivation internationaler Mitarbeitender steigern.

Als Fazit lässt sich festhalten: Die Bindung von internationalem Pflegepersonal erfordert ein vielschichtiges Konzept, das kulturelle Integration, sprachliche Unterstützung, Mentoring, Karriereentwicklung und faire Arbeitsbedingungen umfasst. Wenn Pflegeeinrichtungen gezielt auf die Bedürfnisse internationaler Fachkräfte eingehen, schaffen sie ein Umfeld, in dem sich diese langfristig engagieren und wohlfühlen. Ein solcher Ansatz führt nicht nur zu einer hohen Mitarbeiterzufriedenheit, sondern trägt auch entscheidend zur Optimierung der Pflegequalität und zur langfristigen Sicherung des Personals bei.

Welche Rolle können dabei Integrationsbeauftragte spielen?
Integrationsbeauftragte können eine entscheidende Rolle bei der erfolgreichen Bindung von internationalem Pflegepersonal spielen. Sie fungieren als Brücke zwischen den Mitarbeitenden aus dem Ausland und der Einrichtung, unterstützen den Integrationsprozess und sorgen dafür, dass internationale Pflegekräfte sich sowohl beruflich als auch sozial gut einleben. Ihre Aufgaben und ihr Einflussbereich sind vielfältig und umfassen sowohl organisatorische als auch zwischenmenschliche Aspekte.

Integrationsbeauftragte sind oft dafür verantwortlich, den kulturellen Austausch zwischen internationalen Pflegekräften und dem bestehenden Team zu fördern. Sie können auch als Ansprechpartner für kulturelle Missverständnisse dienen und Lösungen aufzeigen, um Konflikte zu vermeiden oder zu lösen.

- **Sprachliche und administrative Unterstützung**

Die Sprachbarriere ist für viele internationale Pflegekräfte eine der größten Herausforderungen. Integrationsbeauftragte können Programme zur sprachlichen Förderung aufsetzen oder den Zugang zu sprachlichen Kursen ermöglichen, die speziell auf den Pflegebereich ausgerichtet sind. Sie können außerdem als Vermittler zwischen internationalen Mitarbeitenden und der Einrichtung fungieren, um Missverständnisse aufgrund von Sprachbarrieren zu minimieren und eine klare, verständliche Kommunikation zu gewährleisten. Es könnte eine Liste mit verfügbaren Sprachkursen erstellt werden und Unterstützung bei der Anmeldung angeboten werden.

Die Bürokratie in einem neuen Land kann besonders für internationale Pflegekräfte eine Herausforderung darstellen. Integrationsbeauftragte können dabei helfen, die administrativen Hürden zu überwinden. Sie bieten Unterstützung beim Ausfüllen von Formularen, der Wohnungssuche, dem Anmelden bei den entsprechenden Behörden oder dem Organisieren von Visumsfragen. Sie sorgen dafür, dass die Pflegekräfte auch außerhalb des Arbeitsalltags unterstützt werden und sich schnell im neuen Land zurechtfinden.

- **Feedback und kontinuierliche Verbesserung**

Ein Integrationsbeauftragter spielt auch eine Schlüsselrolle, wenn es darum geht, Feedback von internationalen Pflegekräften zu sammeln und auf ihre Bedürfnisse und Wünsche einzugehen. Durch regelmäßige Gespräche und Umfragen kann er oder sie frühzeitig Probleme oder Verbesserungspotenziale erkennen und Lösungen vorschlagen. Auf diese Weise trägt der Integrationsbeauftragte dazu bei, den Arbeitsalltag kontinuierlich zu verbessern und die Zufriedenheit der internationalen Mitarbeitenden zu steigern.

Zusammenfassend kann festgehalten werden, dass Integrationsbeauftragte eine zentrale Rolle bei der Bindung von internationalem Pflegepersonal spielen, indem sie sowohl auf fachlicher als auch auf persönlicher Ebene unterstützen. Durch ihre Aufgaben in der kulturellen Integration, sprachlichen Unterstützung, administrativen Hilfe und sozialen Vernetzung tragen sie dazu bei, dass sich internationale Pflegekräfte schnell im Team und im neuen Land zurechtfinden. Ihre Arbeit fördert nicht nur die berufliche Zufriedenheit, sondern auch die persönliche Bindung der Mitarbeitenden an die Einrichtung, was letztlich zu einer höheren Mitarbeiterbindung und langfristigen Zufriedenheit führt.

6.5 Professionelles Offboarding

„Man sieht sich immer zweimal im Leben", ist ein Satz der auch für die Trennung von Mitarbeitenden und Einrichtungen gilt. So wichtig wie ein erster Eindruck ist – und zwar sowohl von der Einrichtung auf den neuen Mitarbeitenden als auch umgekehrt – so wichtig ist auch der Prozess des Abschiednehmens.

Wie sollte ein gelingender Offboarding-Prozess laufen und welche Auswirkungen hat er?

Ein professionelles Offboarding ist ein essenzieller Bestandteil des Mitarbeitendenzyklus in jeder Organisation, insbesondere in der Pflegebranche, wo die Kontinuität der Pflege und das Wohlbefinden der Angestellten von großer Bedeutung sind. Offboarding bezeichnet den Prozess, der stattfindet, wenn ein Mitarbeitender das Unternehmen verlässt, sei es aufgrund einer Kündigung, eines Ruhestands, einer Versetzung oder eines freiwilligen Austritts. Ein gut strukturiertes Offboarding sorgt nicht nur dafür, dass der Mitarbeitende auf respektvolle und organisierte Weise aus dem Unternehmen ausscheidet, sondern bietet auch zahlreiche Vorteile für die Organisation.

Transparenz in der Kommunikation
Zunächst ist es wichtig, dass der Offboarding-Prozess frühzeitig und transparent beginnt. Wenn ein Mitarbeitender seine Entscheidung, das Unternehmen zu verlassen, mitteilt, sollte dies mit einem klaren Gespräch eingeleitet werden. In diesem Ge-

spräch sollten die Beweggründe des Mitarbeitenden für den Austritt besprochen werden, um zu verstehen, ob es Verbesserungspotenzial im Unternehmen gibt, das auch anderen Mitarbeitenden zugutekommen könnte. Hierbei ist es von Bedeutung, dass das Gespräch wertschätzend geführt wird und dem Mitarbeitenden das Gefühl vermittelt wird, dass ihre oder seine Meinung geschätzt wird. Das schafft nicht nur Klarheit, sondern kann auch wertvolle Erkenntnisse liefern, um die Arbeitsbedingungen für das verbleibende Team zu optimieren und die Bindung von Mitarbeitenden zu verbessern.

Übergabe der Aufgaben und Verantwortlichkeiten
Ein weiterer wichtiger Aspekt des Offboardings ist die ordnungsgemäße Übergabe der Aufgaben und Verantwortlichkeiten. Besonders in der Pflege, wo die Versorgung von Patienten oder Bewohnern sehr komplex werden kann, ist es entscheidend, dass alle Aufgaben reibungslos und ohne Unterbrechung an die verbleibenden oder neuen Mitarbeitenden übergeben werden. Das Offboarding sollte daher auch eine strukturierte Übergabe der Arbeitsmaterialien, der relevanten Informationen über Patienten oder Bewohner und der laufenden Projekte umfassen. Ein strukturierter Übergabeplan, in dem alle relevanten Informationen dokumentiert sind, erleichtert den Übergang und sorgt für eine nahtlose Fortführung der Arbeit.

Unterstützung bei Abwicklung
Darüber hinaus ist es wichtig, dass der Mitarbeitende bei Bedarf unterstützt wird, um mögliche organisatorische oder administrative Hürden zu überwinden. Dies umfasst etwa das Abwickeln von Formalitäten, wie die Rückgabe von Arbeitsmaterialien (z. B. Ausweisen, Schlüssel, Geräte), die Klärung von Resturlaub oder die Übergabe von Lohnabrechnungen und Sozialversicherungsunterlagen. Ein gut organisierter Offboarding-Prozess sorgt dafür, dass keine offenen Fragen bleiben und der Mitarbeitende das Unternehmen mit einem positiven Eindruck verlässt.

Exit-Interview
Ein weiterer zentraler Punkt im Offboarding-Prozess ist ein strukturiertes Abschlussgespräch, auch Exit-Interview genannt. Dieses bietet sowohl dem Mitarbeitenden als auch der Organisation die Möglichkeit, abschließend Feedback zu geben. Die Gründe für den Austritt können hierbei detailliert erfasst werden, was wertvolle Informationen zur Verbesserung der Bindung von Mitarbeitenden liefert. In diesem Interview sollten nicht nur die negativen Aspekte angesprochen werden, sondern auch positive Erfahrungen des Mitarbeiters im Unternehmen hervorgehoben werden. Ein solches Gespräch sollte stets in einer respektvollen und konstruktiven Weise geführt werden, um die Organisation als fairen und professionellen Arbeitgeber darzustellen.

Der Ablauf gliedert sich in mehrere Schritte. Hier eine Checkliste für ein strukturiertes Exit-Interview:

Vorbereitung des Exit-Interviews
☐ Einladung zum Exit-Interview versenden (inkl. Zweck und Ablauf)
☐ Wahl des Formats: persönliches Gespräch, Videokonferenz oder Fragebogen
☐ Sicherstellen, dass eine vertrauliche Atmosphäre gewährleistet ist

Gesprächsführung & Themen

1. Gründe für den Austritt
☐ Warum verlässt der Mitarbeiter das Unternehmen?
☐ Gab es spezifische Auslöser für die Entscheidung?

2. Arbeitsklima & Führung
☐ Wie wurde die Zusammenarbeit im Team und mit Vorgesetzten empfunden?
☐ Gab es Probleme im Umgang mit Kollegen oder der Führungsebene?

3. Entwicklungsmöglichkeiten
☐ Waren Karrierechancen, Weiterbildungen und Gehalt zufriedenstellend?
☐ Gab es Wünsche nach mehr Unterstützung oder Förderung?

4. Arbeitsbedingungen & Prozesse
☐ Waren die Arbeitsabläufe effizient und gut organisiert?
☐ Gab es Herausforderungen oder Verbesserungsvorschläge?

5. Zukunftsperspektiven & Empfehlungen
☐ Würde der Mitarbeiter das Unternehmen weiterempfehlen?
☐ Wäre eine Rückkehr in Zukunft vorstellbar (Boomerang-Hiring)?

Dokumentation & Analyse
☐ Ergebnisse anonymisiert dokumentieren
☐ HR wertet Trends und Verbesserungspotenziale aus
☐ Maßnahmen zur Optimierung ableiten

Abschluss des Offboardings
☐ Rückgabe von Firmenmaterialien (Laptop, Schlüssel, Zugänge) sicherstellen
☐ Offene Fragen zu Gehaltsabrechnung, Zeugnis oder Versicherungen klären
☐ Wertschätzenden Abschied gestalten (z. B. Verabschiedung durch Team)

Diese Checkliste stellt sicher, dass das Exit-Interview strukturiert, wertschätzend und ergebnisorientiert abläuft. Ein gut geführtes Exit-Interview bietet Unternehmen die Chance, aus Fluktuationen zu lernen und die Mitarbeiterbindung langfristig zu verbessern. Ziel ist es, wertvolle Einblicke in die Gründe für den Austritt zu erhalten und mögliche Verbesserungspotenziale in der Organisation zu identifizieren.

Soziale und emotionale Aspekte
Auch die sozialen und emotionalen Aspekte sind während des Offboardings nicht zu vernachlässigen. Besonders in Teams, die eng zusammenarbeiten – wie es oft in der Pflege der Fall ist – kann der Abschied von Mitarbeitenden emotional sein. Der

6.5 Professionelles Offboarding

Offboarding-Prozess sollte daher auch Gelegenheiten für ein Abschiedsgespräch oder eine kleine Verabschiedungsfeier bieten, um dem bisherigen Teammitglied für seine Arbeit zu danken und die Beziehung in positiver Erinnerung zu behalten. Diese Geste fördert nicht nur den respektvollen Abschied, sondern trägt auch dazu bei, dass der Mitarbeitende das Unternehmen als einen positiven Arbeitgeber in Erinnerung behält, was langfristig die Weiterempfehlung stärkt und die Attraktivität für zukünftige Fachkräfte erhöht.

Auswirkungen eines guten Offboardings auf die Einrichtung
Ein gut durchgeführtes Offboarding hat einen erheblichen Einfluss auf den Ruf einer Einrichtung, besonders in einer Branche wie der Pflege, in der das Arbeitsumfeld und die Attraktivität der Einrichtung eine zentrale Rolle spielen. Die Art und Weise, wie Mitarbeitende das Unternehmen verlassen, spiegelt direkt die Werte und die Professionalität der Organisation wider. Ein professionelles und respektvolles Offboarding kann sich daher positiv auf die Wahrnehmung der Einrichtung auswirken, während ein unorganisierter oder respektloser Prozess das Gegenteil bewirken kann.

Die Auswirkungen im Überblick
- 1. Positive Mundpropaganda
- 2. Langfristige Mitarbeiterbindung und Alumni-Netzwerk
- 3. Reputation als verantwortungsbewusster Arbeitgeber
- 4. Feedback als Chance zur Verbesserung
- 5. Vermeidung von negativen Auswirkungen
- 6. Verbesserte Rekrutierung und Talentgewinnung

1. Positive Mundpropaganda
Mitarbeitende, die das Unternehmen in gutem Einvernehmen verlassen, werden mit hoher Wahrscheinlichkeit auch positiv über die Einrichtung sprechen, sei es innerhalb seines Netzwerks oder in öffentlichen Foren wie sozialen Medien. In Zeiten, in denen viele Menschen auf Bewertungen und Erfahrungsberichte achten, kann ein respektvolles Offboarding dazu führen, dass das Unternehmen als besonders attraktiv wahrgenommen wird. Dies trägt nicht nur zur Bindung von Mitarbeitenden bei, sondern hilft auch, neue Talente zu gewinnen.

Beispiel Ein ehemaliger Mitarbeiter, der einen fairen und respektvollen Offboarding-Prozess erlebt hat, wird eher geneigt sein, das Unternehmen als empfehlenswert darzustellen. Er wird die Professionalität und den Wert der Organisation betonen, was potenzielle neue Bewerber anzieht.

2. Langfristige Mitarbeiterbindung und Alumni-Netzwerk
Ein positives Offboarding kann die Möglichkeit schaffen, dass ehemalige Mitarbeitende in Zukunft als Teil eines Alumni-Netzwerks oder als gelegentliche Berater zurückkehren. Diese Form der Langzeitbindung ist besonders wertvoll, da ehemalige Mitarbeitende das Unternehmen und seine Kultur bereits kennen und oftmals

wertvolle Perspektiven und Erfahrungen mitbringen. Ein respektvoller Abschied fördert also nicht nur die positive Wahrnehmung der Einrichtung, sondern kann auch die Grundlage für zukünftige Zusammenarbeit schaffen.

Beispiel Eine Mitarbeiterin, die das Unternehmen im Guten verlässt, könnte in Zukunft als externe Beraterin wertvolle Unterstützung bieten oder sogar als Kontakt für neue Mitarbeitende fungieren.

3. Reputation als verantwortungsbewusster Arbeitgeber
Ein professionelles Offboarding zeigt, dass das Unternehmen die Bedürfnisse und das Wohlergehen seiner Mitarbeitenden ernst nimmt, selbst wenn diese das Unternehmen verlassen. Dies stärkt die Reputation der Einrichtung als verantwortungsbewusste Arbeitgebende, die sich um das Wohl der Mitarbeitenden kümmert und eine faire, respektvolle Arbeitsumgebung schafft. In einer Zeit, in der der Fachkräftemangel besonders in der Pflegebranche spürbar ist, kann dies den entscheidenden Unterschied machen, um talentierte Fachkräfte zu gewinnen und langfristig zu binden.

Beispiel Eine Pflegekraft, die das Unternehmen verlässt, aber während ihres Offboardings positive Erfahrungen gemacht hat, wird die Einrichtung in einem guten Licht darstellen und das Image der Einrichtung stärken.

4. Feedback als Chance zur Verbesserung
Ein gut durchgeführtes Offboarding beinhaltet oft auch ein Exit-Interview (siehe oben), bei dem Mitarbeitende Feedback zu ihrer Zeit im Unternehmen geben. Dieses Feedback kann nicht nur genutzt werden, um Prozesse und Arbeitsbedingungen zu verbessern, sondern es kann auch die Wahrnehmung des Unternehmens in der Branche beeinflussen. Eine Einrichtung, die Feedback ernst nimmt und Verbesserungen umsetzt, wird von ehemaligen Mitarbeitenden und potenziellen neuen Mitarbeitenden als verantwortungsvoll und anpassungsfähig wahrgenommen.

Beispiel Wenn das Exit-Interview zeigt, dass es in der Pflegeeinrichtung Probleme mit der Work-Life-Balance gibt und das Unternehmen daraufhin Maßnahmen ergreift, könnte das positive Feedback von zukünftigen Mitarbeitenden die Arbeitsumgebung und das Image weiter stärken.

5. Vermeidung von negativen Auswirkungen auf die Unternehmenskultur
Ein professionelles Offboarding schützt nicht nur die Reputation nach außen, sondern sorgt auch dafür, dass die Unternehmenskultur intern intakt bleibt. Unzufriedene oder schlecht behandelte Mitarbeitende, die das Unternehmen verlassen, können den Ruf der Einrichtung innerhalb des Teams und in der Branche schädigen. Ein respektvoller und gut organisierter Offboarding-Prozess trägt dazu bei, dass das Unternehmen in der Wahrnehmung der verbleibenden Mitarbeitenden als fair und respektvoll gilt. Das fördert das Vertrauen und stärkt die Moral des gesamten Teams.

Beispiel Wenn ein Mitarbeiter in einem respektvollen und strukturierten Offboarding-Prozess verabschiedet wird, bleibt die Moral der verbleibenden Teammitglieder hoch, da sie sehen, dass das Unternehmen Fairness und Wertschätzung vermittelt.

6. Verbesserte Rekrutierung und Talentgewinnung
Ein positiver Ruf durch gutes Offboarding wirkt sich direkt auf die Rekrutierung aus. Menschen, die das Unternehmen verlassen haben, berichten von ihren Erfahrungen und ihre positive Einstellung zum Offboarding-Prozess kann neue Bewerbende anziehen, die nach respektvollen und professionellen Arbeitgebenden suchen. Eine transparente und faire Behandlung von Mitarbeitenden, auch im Abschiedsprozess, kann die Attraktivität der Einrichtung erheblich stärken und somit die Rekrutierungschancen verbessern.

Beispiel Wenn das Unternehmen für seinen respektvollen Umgang mit ausscheidenden Mitarbeitenden bekannt ist, zieht dies möglicherweise andere Fachkräfte an, die ein gutes Arbeitsumfeld suchen.

Als Fazit lässt sich festhalten: Ein professionelles Offboarding ist nicht nur eine Formalität, sondern eine Investition in die langfristige Reputation einer Einrichtung. Es beeinflusst die Wahrnehmung des Unternehmens als Arbeitgeber sowohl intern als auch extern. Indem das Unternehmen seinen Mitarbeitenden einen respektvollen und gut strukturierten Abschied ermöglicht, wird nicht nur die Wahrscheinlichkeit einer positiven Mundpropaganda erhöht, sondern es wird auch ein starkes Fundament für zukünftige Mitarbeitende und das langfristige Wachstum der Einrichtung gelegt. Ein positives Offboarding stärkt nicht nur den Ruf als verantwortungsbewusster Arbeitgeber, sondern trägt auch dazu bei, die Unternehmenskultur zu fördern und langfristige Beziehungen zu ehemaligen Mitarbeitenden zu pflegen.

Literatur

Bauer TN (2010) Onboarding new employees: maximizing success. SHRM Foundation. https://penedulearning.com/wp-content/uploads/2019/05/Onboarding-New-Employees_Maximizing-Success.pdf

Bossle M, Kunhardt H (2022) Integration ausländischer Mitarbeiter in die Pflege Theorien, Konzepte sowie pädagogische Erfahrungen und Rahmenempfehlungen für die Praxis. Göttingen: Hogrefe Verlag.

Cohnen S (2020) Fachkräftemangel im Gesundheitswesen, Status quo und Handlungsansätze. Das Werk ist Teil der Reihe Praxisorientierte Personal- und Organisationsforschung. Augsburg: Rainer Hampp Verlag.

Damerow K (2017) Langfristige Mitarbeiterbindung in der Pflege. München: GRIN Verlag.

Gaßmann A (Hrsg). (2022) Offboarding. Fach-und Führungskräfte verlassen die Organisation. Freiburg: Lambertus Verlag.

Hahn P (2019) Lösungsansätze zur Mitarbeiterbindung in der stationären Langzeitpflege [Bachelorarbeit]. Hochschule Neubrandenburg.

https://carerockets.com/de/blog/kuendigung-pflegekraefte

https://carerockets.com/de/ratgeber/mitarbeiterbindung-pflege
https://www.medinside.ch/die-haeufigsten-kuendigungsgruende-im-gesundheitswesen-20230621
Kraft NC (2024) Gelungenes Onboarding, Reboarding und Offboarding im Unternehmen. Berlin / Heidelberg: Springer Gabler Verlag.
Müller E (2024) Professionelles Onboarding. Neue Mitarbeitende finden und erfolgreich integrieren. Offenbach am Main: GABAL Verlag.
Müller H (2020) Arbeitsorganisation in der Altenpflege. Hannover: Schlütersche Verlagsgesellschaft.
Müller T, Schabbeck JP, Brück-Hansen K, Bergsträßer A (2020) Internationale Pflegekräfte finden und erfolgreich integrieren. Rechtliche Rahmenbedingungen und praktische Erfahrungen. Heidelberg: Medhochzwei Verlag.
Omer G (2022) Erfolgreiche Mitarbeiter*innenbindung in der Pflege im Krankenhaus [Masterarbeit]. Karl-Franzens-Universität Graz.
Roedenbeck-Schäfer M (2023) Wie die Anwerbung von ausländischen Fachkräften gut gelingen kann. Internationales Recruiting in Sozial- und Gesundheitsunternehmen. Berlin: Blaue Reihe.
Stockinger T (2014) Personalentwicklung in Pflege- und Gesundheitseinrichtungen Erfolgreiche Konzepte und Praxisbeispiele aus dem In- und Ausland. Heidelberg: Springer Verlag.
Todeschini M (2022) Pflegekräftebindung. Masterarbeit, Karl-Franzens-Universität Graz.

The manufacturer's authorised representative in the EU is Springer Nature Customer Service Centre GmbH, Europaplatz 3, 69115 Heidelberg, Germany. If you have any concerns regarding our products, please contact ProductSafety@springernature.com

Printed and bound by CPI Group (UK) Ltd, Croydon, CR0 4YY

26/03/2026

02078972-0006